U0305141

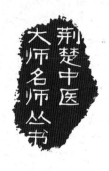

荆楚中医大师名师丛书

主　编　　朱起贵

副主编　　朱建红

编　委　（按姓氏笔画排序）

方步武　叶少华　冯先佩　朱　莉

李晓东　杨越雄　张太豪　张爱民

陈雁南　茹清静　徐　珉　黄　谦

曾岳祥

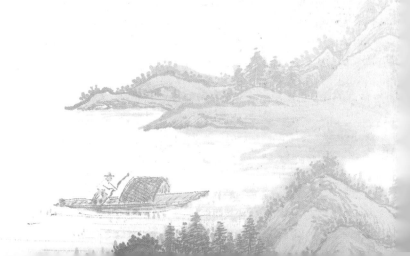

中西医结合诊疗

基础与临床

华中科技大学出版社
http://www.hustp.com
中国·武汉

内 容 简 介

本书主要包括中医基础理论和临床实践两部分。本书理论联系实际,结合临床应用,用中西医结合方法,具有实用价值。突出中医特色与优势,讲究辨证论治,强调中医基础理论与临床实践相结合。本书内容注重科学性、实用性。

本书可供医、教、研工作者及医学生等使用。

图书在版编目(CIP)数据

中西医结合诊疗基础与临床/朱起贵主编. —武汉:华中科技大学出版社,2016.4
ISBN 978-7-5680-1226-3

Ⅰ.①中… Ⅱ.①朱… Ⅲ.①中西医结合-临床医学-经验-中国-现代 Ⅳ.①R2-031

中国版本图书馆 CIP 数据核字(2015)第 222208 号

中西医结合诊疗基础与临床 朱起贵 主编
Zhong-Xi Yi Jiehe Zhenliao Jichu Yu Linchuang

策划编辑:周 琳
责任编辑:周 琳
封面设计:原色设计
责任校对:何 欢
责任监印:周治超
出版发行:华中科技大学出版社(中国·武汉)
        武昌喻家山   邮编:430074   电话:(027)81321913
录　排:华中科技大学惠友文印中心
印　刷:湖北新华印务有限公司
开　本:787mm×1092mm 1/16
印　张:10.25 插页:8
字　数:230 千字
版　次:2016 年 4 月第 1 版第 1 次印刷
定　价:88.00 元

主 编 简 介

朱起贵，主任医师，教授，硕士研究生导师。1954 年湖北医学院本科（六年制）毕业，1961 年湖北中医学院"西医离职学习中医班"毕业。先后在原湖北医学院附属第一医院及湖北省中医院工作。社会职务：湖北省中西医结合学会肝病专业委员会常委，湖北省微循环学会常务理事，《中西医结合肝病杂志》及《微循环学杂志》编委，《中医传染病学》顾问。从事中西医结合工作 60 余年，用中医药方法治疗许多常见多发的感染性疾病，疗效好，积累了丰富的临床经验，发表学术论文 60多篇，主编《中西医结合传染病学》，论著《牛血清白蛋白致免

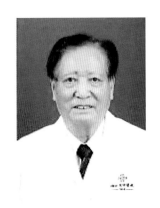

疫性肝纤维化动物模型的研究》被国外只读光盘（CD-ROM）摘录收藏，《中医肝胆病学》编委，参编《伤寒论》等教材。完成科研课题四项，其中经省级科研成果鉴定会评定，一项国内首创，一项国内领先，两项国内先进，四项成果中有一项获第一届全国科学大会奖，另一项获 1992 年湖北省医药卫生科技进步一等奖。获武汉市科技优秀论文奖两项，湖北省自然科学优秀学术论文奖一项，中国中西医结合研究会 1988 年颁发荣誉证书，湖北省中西医结合学会 2001 年颁发"中西医结合贡献奖"，武汉市卫生和计划生育委员会授予"武汉市中医名师"称号。

　　中医药学是我国的文化瑰宝,凝集着几千年医学智慧及实践经验,为中华民族的繁衍作出了巨大贡献,应当努力继承发扬,使之更好地为人民健康服务。随着时代的发展、科学的进步,我们必须与时俱进。20 世纪 50 年代毛主席提出:把中医中药的知识和西医药的知识结合起来,创造出中国统一的新医学、新药学。这对丰富世界医学事业,推进生命科学研究具有积极意义。

　　本书内容包括:①中医基础理论:运用中医四部经典著作内涵、历代中医医家的学术观点及现代医学知识,对《伤寒论》的辨证论治思维方法、中药气味学说、中医气血学说、中医气化论点、厥脱证治、急下存阴及血瘀证做了深入的探讨与阐明。②临床实践:理论联系实际,以中医药方法为主治疗常见多发的感染性疾病。积累临床第一手资料数据,统计分析,总结出丰富的经验。结合临床实践,设计科研课题,做实验研究,利用现代科学检测手段,探讨中医药疗效的作用机理。

　　朱起贵教授为主编,与编委们共同编写本书,内容上注重科学性、实用性,语言通俗、文字简练通顺、结构严谨有序、逻辑性强,可供广大中西医工作者参考阅读。

王伯祥

湖北中医大师

湖北中医药大学附属医院主任医师、教授

Foreword　前　言

　　中医药学，源远流长，博大精深，蕴藏着我国历代医家智慧的结晶，我们应当继承发扬它，使之更好地为人民服务。我从事中西医结合工作 60 余年，用中医药方法治疗诸多疾病，积累临床经验与体会，发表学术论文 60 多篇。现与编委一道编写本书，本书内容注重科学性、实用性，强调中医基础理论与临床实践相结合。目录列出两个章节。第一章中医基础理论：第一节中医基础理论探讨，内容涉及《黄帝内经》《伤寒论》《金匮要略》《本草纲目》，及中医气化、气血学说等；第二节血瘀证，探讨血瘀证的实质及其证候与治法。第二章临床实践：第一节肝病篇，内容涉及我国发病率高的各型病毒性肝炎及肝纤维化、脂肪肝等；第二节感染病篇，内容涉及常见多发的感染性疾病；第三节疑难杂症篇，列举疑难杂症医案数则。本书主要特点如下：①理论联系实际，结合临床应用，用中西医结合方法，对中医基础理论做了某些方面的深入探讨，具有实用价值。②突出中医特色与优势，讲究辨证论治，对几种常见感染性疾病，在辨证论治基础上，抓住其主要病机，筛选有效药物，做了中药剂型改革，如保肝康片、清肠片、双解素（流脑注射液）等。③临床研究与科研相结合，设计科研课题做实验研究，用现代科学检测方法，探讨中医药疗效的作用机理。④临床运用，用中医药方法治疗一些感染性疾病，取得较好疗效，说明中医不仅能治疗慢性病，而且能治疗急性病。对某些急重症采用中西医结合方法治疗，可优势互补。本书适用于医、教、研工作者及医学生。希望本书能帮助医务人员和读者加深对中医基础理论的认识，能对有关疾病的防治起到交流经验、提供参考的作用。在临床实际运用中，需关注国家重点保护野生动植物药材（如犀角等）的应用，此类药材应灵活处理，不可照搬照抄。

　　本人在从事医、教、研工作中，承蒙同仁大力协助，并得到华中科技大学出版社的支持将书稿付梓出版，在此一并致谢。由于本人学识有限，对书中不足之处，恳请各位专家学者不吝指正。

朱起贵

$Contents$　目　录

第一章　中医基础理论

第一节　中医基础理论探讨

略谈《伤寒论》的辨证论治思维方法

张仲景所著《伤寒论》是中医经典著作之一。张仲景运用辨证论治的方法,阐述了祖国医学理论,并进一步将理论与临床实践相联系。笔者仅就《伤寒论》的辨证论治思维方法,论述如下。

一、六经参合八纲

《伤寒论》提出六经作为辨证论治的纲领,分别为太阳病、阳明病、少阳病、太阴病、少阴病、厥阴病。每经列有详尽的脉证及主治、方药。在具体应用时,则贯穿着八纲,即阴、阳、表、里、寒、热、虚、实的内容。试分述如下。

1. 阴阳

阴阳是疾病大体属性的分类,阴阳又为八纲中之总纲。阴包括里、虚、寒,阳包括表、实、热。如"病有发热恶寒者,发于阳也,无热恶寒者,发于阴也"(《伤寒论》第7条,以下简称条文序码)。就症状特点而言:阳证多发热,如太阳病之发热恶寒,阳明病但热不寒,少阳病之往来寒热;阴证一般为无热恶寒,如太阴病兼腹满自利,少阴病常见下利清谷,厥阴病之厥利并见。从脉象上来看,浮大动滑数为阳脉,沉涩弱细微为阴脉。

2. 表里

表里是反映病邪侵入人体部位之深浅,反映病势之轻重。一般外邪先侵犯人身之表,从皮毛至肌肤至筋脉至六腑至五脏。三阳与三阴为表里,然表里中复有表里,如太阳

1

为表证,阳明为里证,少阳为半表半里证。从症状来说,表证一般表现为恶寒发热、头痛、鼻塞与小便清白等。里热证一般表现为高热、神昏烦躁、口渴、呕吐、二便闭塞等。如"伤寒不大便六七日,头痛有热者,予承气汤,其小便清白,知不在里,仍在表也"(56条)。

3. 寒热

寒热是指病情表现。热证一般表现为发热、口渴、烦躁、面红、舌苔黄、小便短而带深黄色,脉滑而数;寒证一般表现为恶寒、不渴、四肢厥冷、面色苍白或带青、舌苔白、小便清长、脉沉而迟。

4. 虚实

虚是正气虚,实是邪气实,虚证表现为病久体弱,手足不温,腹软便溏,或下利清谷,小便失禁,腹满时减,复如故,痛而喜按,按后痛止,健忘气短,胆怯,脉象无力等。实证表现为新病,体质较强,高热,烦躁,大便秘结,小便痛热,腹满不减,减不足言,痛而拒按,谵语,狂妄,脉象有力等。但表证中还可根据汗之有无而分虚实,如:伤寒无汗为表实,即麻黄汤证;中风自汗为表虚,即桂枝汤证。在某些症状上,也可分虚实。以"烦"这一症状而言可分:虚烦,如三阴虚寒之烦为虚烦;又"阳明病,不吐不下,心烦者"之类为实烦。还可从治疗的反馈信息而分虚实,如"发汗后,恶寒者,虚故也,不恶寒,但热者,实也"(70条)。

以上八纲是辨证的方法,然而证情之出现,往往错综复杂。例如,寒热中,就有真寒假热及真热假寒者,也有表里俱病、虚实互见以及合病并病等。当分别疑似,审证的确。治以寒则热之、热则寒之、虚则补之、实则泻之诸法,方能运用自如,若疗寒以寒、疗热以热,或犯虚虚实实之戒,多将导致病情恶化,不可不慎。

二、治则与治法

1. 施治原则

施治原则为早诊早治、调整阴阳、扶正祛邪、标本缓急、表里先后等。

（1）早诊早治

《素问·阴阳应象大论》云:"善治者,治皮毛,其次治肌肤,其次治筋脉,其次治六腑,其次治五脏,治五脏者,半死半生也。"《伤寒论》中太阳表证列于六经之首,宜及早解表,以免表邪内陷,引起传变,经文指出:"太阳病,头痛至七日以上治愈者,以行其经尽故也,若欲作再经者,针足阳明,使经不传则愈"(8条)。此乃防止病向里传变之法。

（2）调整阴阳

《素问》云:"阴盛则阳病,阳盛则阴病,阳盛则热,阴盛则寒。"凡治病必调整阴阳,使之平衡,所谓"阴平阳秘,精神乃治"。如"凡厥者,阴阳气不相顺接,便为厥"(337条)。人体在正常情况下,阴阳平衡,相辅相成,互相维系。一旦偏盛或偏衰,甚至不相顺接,便会致病。对厥证须用四逆汤类以回阳救逆。又若阳明热盛阴伤,则用白虎汤或白虎加人参汤。这种调整阴阳的治法是符合中医整体观念的。

（3）扶正祛邪

人体以正气为本,本不固,易受外邪侵害。《黄帝内经》云:"邪之所凑,其气必虚。"《伤寒论》云:"伤寒二三日,心中悸而烦者,小建中汤主之"（102条）。此言伤寒二三日,乃表证之初,但其心中悸而烦,此必中气素虚,故用小建中汤温养中气,调和营卫,而不重于解表也。又"太阳病,外证未除而数下之……利下不止……表里不解者,桂枝人参汤主之"。此为扶正祛邪并举之方。大凡病势轻者,可扶正祛邪并举。如果病势重者,或扶正或祛邪,二者先后缓急,据证选用。

（4）标本缓急

《素问·标本病传论》指出:先病为本,后病为标,缓则治其本,急则治其标,是"治病必求其本"。如"伤寒厥而心下悸,宜先治其水,当服茯苓甘草汤"。此言厥而心下悸的原因,是水饮内停,阳气被遏,故用茯苓甘草汤,以温阳化水,则厥自止。

（5）表里先后

一般来说,如系表里同病,若以表证为主的,应先表后里。从下列四条经文可看出此规律。①"太阳与阳明合病,喘而胸满者,不可下,宜麻黄汤"（36条）;②"伤寒,脉浮,发热无汗,其表不解,不可与白虎汤"（170条）;③"太阳病,外证未解,不可下也,下之为逆。欲解外者,宜桂枝汤"（44条）;④"伤寒大下后,复发汗,心下痞,恶寒者,表未解也。不可攻痞,当先解表,表解仍可攻痞。解表宜桂枝汤,攻痞宜大黄黄连泻心汤"（164条）。表里同病,如果里虚为重,当先救里,如"下利腹胀满,身体疼痛者,先温其里,乃攻其表,温里宜四逆汤,攻表宜桂枝汤"（372条）,即先里后表之法。又"伤寒,医下之,续得下利,清谷不止,身疼痛者,急当救里……救里宜四逆汤"。盖恐下利清谷不止,引起阳气下脱,故以扶阳为急。

以上说明表里俱病,病有缓急,治有先后。亦有表里同治法,如"少阴病,始得之,反发热,脉沉者,麻黄附子细辛汤主之"（301条）。又"本太阳病,医反下之,因而腹满时痛者,属太阴也,桂枝加芍药汤主之;大实痛者,桂枝加大黄汤主之"（279条）。此表里同病,虽表证属标,里证属本,但因标本俱急,故表里同治。

2. 治疗大法

《伤寒论》中的治法可概括为八法及针灸,列举如下。

（1）汗法

《素问·阴阳应象大论》云:"其在皮者,汗而发之。"如麻黄汤、桂枝汤等。

（2）吐法

《素问·阴阳应象大论》云:"其高者,因而越之。"如瓜蒂散。

（3）下法

《黄帝内经》云:"实则泻之。"如阳明腑实证,用承气汤。

（4）和法

邪在半表半里，非汗下所宜，用和法，如小柴胡汤。

（5）温法

《黄帝内经》云："寒则热之。"即疗寒用热药。又曰："寒淫于内，治以甘热""寒淫所胜，平以辛热。"如四逆汤，用辛甘大热之剂，以回阳救逆。又有理中汤，以温中祛寒等。

（6）清法

《黄帝内经》云："热则寒之。"即疗热证用寒药，如白虎汤等。

（7）补法

《素问·至真要大论》云："因其衰而彰之。"如桂枝人参汤之类。

（8）消法

《素问·至真要大论》云："坚者削之""结者散之。"如厚朴生姜半夏人参汤。

（9）针灸

《伤寒论》中提到针灸的治法不少，如"太阳病，初服桂枝汤，反烦不解者，则先刺风池、风府，却与桂枝汤则愈""太阳与少阳并病，头项强痛，或眩冒，时如结胸，心下痞硬者，当刺大椎第一间、肺俞、肝俞，慎不可发汗；发汗则谵语，脉弦。五日谵语不止，当刺期门""少阴病，吐利，手足不逆冷，反发热者，不死。脉不至者，灸少阴七壮。"又如热入血室或肝乘脾、肝乘肺等证，则刺期门。以上诸法，因证论治，亦有两法并用者，如攻补兼施。

3. 方药特点

《伤寒论》有113方、397法，配方用药严谨，每味药均有其一定作用。例如，"少阴病，二三日不已，至四五日，腹痛，小便不利，四肢沉重疼痛，自下利者，此为有水气。其人或咳，或小便利，或下利，或呕者，真武汤主之"（316条）。此证病机是阳虚水泛为患，故用真武汤。药用茯苓、芍药、白术、生姜、附子（炮）。之所以用炮附子而不用生附子，是因为生附子温经散寒，长于回阳救逆；而熟附子温热，长于阳化。不用干姜却用生姜，因干姜助生附子以温经扶阳，如四逆汤；生姜助熟附子以温散水饮。真武汤方中，茯苓、白术并用，善治水气。用芍药者，以其真阳不足，真阴或亏，若不用芍药固护其阴，岂能胜附子雄烈之性？故此方为护阴固阳之方。又方剂中药物有一味之差，则治病亦异。如桂枝汤以桂枝为君，以治太阳表虚之证，啜热稀粥、温覆令汗则解。而桂枝汤内，倍芍药，加一味胶饴，则是以胶饴为君，名小建中汤。是胶饴调建中州，倍芍药以止腹痛，桂枝通阳行阴，而不啜稀粥、温覆令汗者，其意重在治中焦而不在解表。关于方剂配伍，君臣佐使分明，药效确切者，如麻黄汤，其中君药麻黄发汗解表，臣药桂枝助麻黄发汗解表，佐药杏仁助麻黄平喘，使药甘草调和诸药。

剂型：①汤剂：吸收快、作用强，一般急性病或热证者用汤剂。如热实结胸用大陷胸汤。②丸剂：主缓攻，如结胸证，位置较高，病势较缓，用大陷胸丸。③蜜煎剂、散剂等。

煎法：凡用麻黄汤、麻杏甘石汤，应先煎麻黄，去其上沫，因服麻黄之沫令人心烦；大承气汤应先煮厚朴、枳实，去渣，后纳大黄，去渣，再纳芒硝更上微火一两沸，少温再服。

以药之为性,生者锐而先行,熟者钝而和缓。仲景用大承气汤欲其急于攻下,故以芒硝润燥泻热,配大黄攻下,枳朴除痞满。至于大黄黄连泻心汤,则用沸水浸渍,欲其轻扬清淡,只取其无形之气,不重其有形之味,使黄芩、黄连、大黄苦寒泻热而不损伤元气。

总之,《伤寒论》承接了《黄帝内经》之旨,博采众方,辨证施治。以六经为纲领,参合八纲辨证,八法为治,配方用药严谨,就连剂型及煎服法也十分讲究,实乃为后人行医之典范,值得我们反复学习。

（朱起贵 朱建红）

中药气味学说的理论基础和指导作用

一、理解药性

祖国医学中中药学是一门重要而又较难记忆的课程,因此我们的体会是必须在各种药物的药性中找出药物作用的总规律,根据这一总规律,了解了药物的一般通性以后,再分析各药作用的特点,以便于较为准确地理解药性。

阐明药性的总规律,就是气味学说。《神农本草经》云:药有酸咸甘苦辛五味,又有寒热温凉四气,及有毒无毒。中药是通过尝百草,逐渐从药物的气味中来辨明药性,理解药物的作用及毒性,结合实际应用和治疗观察认出来的。因此从药物的气味来辨认药性,是在我国古代自然科学还不够发达的条件下,在"格物以致知"的物质基础上研究中药药理作用的一种主要而独特的方法。直至今天,临床实践仍然证明任何疾病只有将药物的气味与临床的四诊八纲配合得很好,在治疗上才能收到预期的疗效。

二、气味学说的理论基础

(一)气和味是如何产生的

在我国古代医学四部经典著作之一《黄帝内经》中,对气味已有阐明:药物和食物的气味是与天地的阴阳合二为一,气味的生成是受天地阴阳熏育而成,这也正像人的阴阳是受之于天地阴阳的"天人合一"的看法一样。因此,《黄帝内经》中可以清楚看出:气味学说是与祖国医学的中心思想——阴阳五行密切结合着的,也可以说是在阴阳五行的指导思想下产生和发展的。

《素问·阴阳应象大论》云:"阳化气,阴成形""阳为气,阴为味"。《本草纲目》云:"寒热温凉四气生于天。"是以有形为味,无形为气,气为阳,味为阴。正因为阴阳是矛盾的统一体,是同一过程的两面,可以相互转化,因此气与味虽为药物各不相同的属性,但是气与味并不是决然分离的两回事,气与味也可以互相影响。这种相互间的影响,当药物作用于人体时更能看到,一般认为偏重于气厚的药物,多作用于人体的气,对人体机能方面改变较大;而偏重于味厚的药物,多作用于人体的形,对有形实质的改变较大。但是人体的机能与结构是相互影响,互为因果的,因此"味"作用于人体,是既能影响人体的结构,又能影响机能。而机能有所改变的时候,也必影响人的形体,在《素问·阴阳应象大论》中亦说得很清楚,"味归形,形归气""精食气,形食味。化生精,气生形"。而"形不足者"当"温之以气"。勿专用味,以免独阴不生。"精不足者"当补之以味,勿专用气,以免孤阳不成。

在药物的实际应用中,也有很多例子可以看出气和味的关系,例如大众熟知的人参,性味甘温,大补元气,作用于人的气,而常用于亡血而脉微血虚者(血有形属阴),乃古人所谓的血脱者益气。气与血的关系,也正如阴阳的关系,阳生则阴长,补气乃生血。

(二)气味学说的中心内容

气味学说是根据药物的四气五味,来辨别各种重要的性能。

(1)中药的四气是指寒热温凉,这四种不同的药性,都可以从药物对于机体的反应上表现出来。如:寒药是除热降火的,热药是去寒通阳的,温药比热药作用较轻,凉药比寒药作用较轻。又有一种平性的药是介于温凉之间的而略偏于凉的,或略偏于温的。概括如下:寒←凉←平→温→热。

(2)中药的味包括辛酸甘苦咸,另有淡味与涩味。当然有的药物不止是一个味道,但是有一个主要的或者一个次要的,是它特有的作用。五味在人体发挥的作用简述于下。

辛——散——宣通发散。

甘——缓——调理和缓。

苦——坚——涌泄水湿而使之坚。

酸——收——收敛固摄。

咸——软——濡润稀释而使之软。

(三)气味学说与阴阳五行紧密结合

1. 气味与阴阳的关系

中医学是以阴阳五行为基本指导思想,无论说明病机、诊法、治则乃至摄生,皆以阴阳作为最基本的道理来加以说明,气味学说也是在阴阳五行治则指导下来治疗疾病的,根据气味学说辨明药性应用于诊疗中所取得的显著疗效,反过来也证实了阴阳五行学说的使用价值。

《素问·阴阳应象大论》云:"阴阳者,天地之道也,万物之纲纪,变化之父母,生杀之本始……治病必求于本。"又云:"阴盛则阳病,阳胜则阴病,阳胜则热,阴胜则寒。"这里清楚地说明了祖国医学对疾病的基本认识及其治疗最根本的治则,皆是以阴阳为基础的,阴阳为万物之本,而疾病产生的基础,也是阴阳偏盛,只要能设法平衡阴阳,使气血调和,就能治疗疾病。药物存在于天地阴阳之间,因此药物的气味也具有阴阳的偏盛,寒凉属阴,温热属阳,这是很明显的。五味亦有阴阳之别。《素问·至真要大论》云:"辛甘发散为阳,酸苦涌泄为阴,淡味渗泄为阳……以所利而行之,调其气使其平也。"

气味有浓淡,因而有厚薄之分,这就使气味分为阴与阳,更为复杂。

气是无形而动的,故属阳,因此气厚者,专于行阳,而气薄者,则由阳而之阴。味是有质而静的,故属阴,因此味厚者,当于行阴,而味薄者,则由阴而之阳。而气味厚薄对人体的作用为,气薄则发泄(宣泄达表),厚则发热(温里通阳),味厚则泄(降泄下行),味薄则通(通泄外达)。

2. 气味与五行(配合五脏)的关系

气味与五脏的关系,这是中医生理学的特点,是病理研究和药物治疗的指导基础。《素问·阴阳应象大论》云:"味为形,形归气。"又云:"酸生肝,肝生筋。苦生心,心生血。甘生脾,脾生肉。辛生肺,肺生皮毛。咸生肾,肾生骨髓。"这大略是说五脏的形质,是在胚胎时受五味之精微而长成的,由局部的长成而产生机体整体的机能,因之在人体成长以后,食物的养料必然与它本身成长的原来味道相适应,才能很快地被其吸收,好像植物对土壤肥料的适应一样。《素问·至真要大论》云:"夫五味入胃,各归其所喜攻,酸先入肝,苦先入心,甘先入脾,辛先入肺,咸先入肾。"但是人体脏腑的机能是互相依赖,互相制约的。五行生克中,如果某一脏吸收的养料过多,它的系统在体内的机能偏旺,就会引起疾病,所以《素问·至真要大论》云:"久而增气,物化之常也,气增而久,夭之由也。"因此五味对于脏腑的作用又可分为以下两方面来谈。

1)在生理状态下

根据《素问》"脏气法时论"和"宣明五气论"的说法,列表(表 1-1-1)如下:

表 1-1-1　五味与五脏的关系表

五　味	作 用 特 点			五　脏	
辛	辛散	辛入肺	辛走气	肺主皮	肺藏气
酸	酸收	酸入肝	酸走筋	肝主筋	肝藏血
甘	甘缓	甘入脾	甘走肉	脾主肉	脾藏营
苦	苦坚	苦入心	苦走骨	心主脉	心藏脉
咸	咸软	咸入肾	咸走血	肾主骨	肾藏精

注:表中,苦入心而走骨,咸入肾而又走血,似不一致,古人的名称,有概括性,如血包括体液,骨包括骨髓。

2)在病理状态下

(1)味过则伤脏气

根据《素问·生气通天论》所说,可以看出味过引起的病理现象如下。

味过于酸,肝气以津,脾气乃绝(肉胝胎而唇揭)。

味过于咸,大骨气劳,肌短,心气抑(脉凝涩而变色)。

味过于甘,心气喘满,色黑,肾气不衡(骨痛而发脱)。

味过于苦,脾气乃厚(皮槁而毛拔)。

味过于辛,筋脉沮弛,精神乃央(筋急而爪枯)。

(2)当五脏发生病变时与五味的关系

根据《素问·脏气法时论》所载,列出下表(表 1-1-2)。

表 1-1-2　五味对五脏的治疗作用表

五　　脏		治　　法		
病在肝	欲散	辛散	辛补	酸泄
病在心	欲软	咸软	咸补	甘泄
病在脾	欲缓	甘缓	甘补	苦泄
病在肺	欲收	酸收	酸补	辛泄
病在肾	欲坚	苦坚	苦补	咸泄

为什么说辛能补呢，因为肝属木，木性条达，郁遏之，则其气不畅，故当发生肝病时，酸味收摄，不宜用，辛是散，故宜用辛味，辛以补之，所以达其气。如天麻辛温，益气强阴，细辛辛散风热，补益肝胆。又如杜仲为辛甘，故能解肝肾之所苦，而补其不足（入肝肾二经）。因此，从临床实践来看，也证明辛味能补益肝之机能。

3）病理状态下对五味的禁忌

《灵枢》云："病在筋，无食酸，病在气，无食辛，病在骨，无食咸，病在血，无食苦，病在肉，无食甘，口嗜而饮食之，不可多者，必自裁也。"

4）在不同季节与药物五味的关系

《素问·脏气法时论》有一段记载于下：

肝主春……苦急（不宜于急），急食甘以缓之。

心主夏……苦缓，急食酸以收之。

脾主长夏……苦湿，急食苦以燥之。

肺主秋……苦气上逆，急食苦以泄之。

肾主冬……苦燥，急食辛以润之，开腠理，致津液，通气也。

根据中医"天人合一"的道理，在用药时，需注意配合季节，在性味上有不同的使用方法。

3. 气味学说对临证治疗的实用指导作用

《素问》云："谨守病机，各司其属，有者求之，无者求之，盛者责之，虚者责之……令其调达而致和平。"说明中医治病，必根据四诊八纲，辨明疾病的阴阳虚实、表里寒热，而治疗中必须平衡阴阳、补虚泻实，因此必须首先明晰药物的性能，了解药物属阴还是属阳，是寒药还是热药，是补药还是泄药，作用于血分还是气分，或表或里，对哪一脏器发生作用，这样才能对证施治。《素问·阴阳应象大论》云："……故因其轻而扬之，因其重而减之，因其衰而彰之。"就是说病轻在表，可用轻浮发散之药，病实在里，可用味厚下泄之药，气血虚衰的应用温补药，以补气血，所谓"形不足者，温之以气，精不足者，补之以味"。

1）四气的运用

所谓"热者寒之，寒者热之"是说，一个热证的患者，必须用寒凉药，清热泻火，如黄连性味苦寒；寒证的患者，必须用温热药，去寒助阳，如肉桂性味辛甘大热。如果治疗热病用热药，治疗寒病用寒药，无异乎助桀为虐，其后果必然使病情加速恶化，甚至造成死亡。

9

但也有反治。《素问·至真要大论》云："热因热用，寒因寒用。"指对某些病例，用热药治寒病，佐以少许寒药，或凉而服之；另对某些病例，用寒药治热病，佐以少许热药，或温而服之，才能达到治疗效果。这可作为特殊情况来看。

2）五味的运用

（1）五味的一般作用，举例说明如下。

辛散：如荆芥，性味辛温，宣散风毒，破结气，行血瘀。

酸收：如五味子，性味酸咸，敛肺滋肾，生津敛汗，止泻，涩精。

甘缓：如甘草，性味甘平，调胃解毒，缓和他药。

苦泄：如黄连，性味苦寒，去上下表里热毒之留滞者。

咸软：如龟甲，性味咸寒，可滋阴潜阳，软坚散结。

（2）五走五入作用，举例说明如下。

辛入肺走气，如桂枝，辛甘温，可发汗解肌，温经通阳。

酸入肝走筋，如郁李仁，酸平，清润血热燥结，去肝胆壅逆。

甘入脾走肉，如大枣，甘平，益脾气以利营运。

苦入心走骨，如黄连，苦寒，入心，泻火镇肝凉血，又如续断，苦辛微温，可续筋骨、利关节。

咸入肾走血，如海狗肾，咸大热无毒，益肾气，又如䗪虫，咸寒，治血实证，如血积、癥瘕、折伤瘀血之类。

（3）运用五行生克学说来使用五味。

《素问·阴阳应象大论》云："酸伤筋，辛胜酸；苦伤气，咸胜苦；甘伤肉，酸胜甘；辛伤皮毛，苦胜辛；咸伤血，甘胜咸。"由于脏腑之间有密切联系，故其虚实往往互相影响，对于治疗脏腑虚实的用药方法，除了对本脏的补泻外，又可使用"虚则补其母，实则泻其子"的方法。

如虚劳病，久咳肺虚，伤及脾肾，出现食少便溏症状时，就可补脾代替补肺，如甘草、黄芪、山药等补脾胃药，可配方用。

又如肺气实者，除泻肺外，应兼泻膀胱。水生于金，泻膀胱水，使水气下降，肺气才能通畅，这就是"实则泻其子"之意，如泽泻、葶苈子、桑白皮等行水之药，可酌情配方用。

3）结合六淫用药法

《黄帝内经》云："风淫于内，治以辛凉，佐以苦甘，以甘缓之，以辛散之。热淫于内，治以咸寒，佐以苦酸，以酸收之，以苦发之。湿淫于内，治以苦热，佐以酸淡，以苦燥之，以淡泄之。火淫于内，治以苦辛，以酸收之，以苦发之。燥淫于内，治以苦温，佐以甘辛，以苦坚之，以辛润之。"

综上所述，用药必须配合到六淫（风、寒、暑、湿、燥、火），而性与味是结合着的，也可看出性与味的相互关系。

4）性味不同，作用相同

在用药时，有些药物的性味不同，而其作用相同，如麻黄、荆芥、葛根三药性味不同，本经主治病例亦有区别，但都能发汗，其作用机制简单说明如下。

麻黄，苦温，苦能通经脉，发生透泄作用，温可以散寒湿，其气味俱薄，故能由阴而之阳，引津液以外达，解表出汗，去邪气。所以，麻黄汤用桂枝，能引出营分之邪，开玄府以发汗。荆芥辛温，辛味的解表药，可以行气，疏散风寒，其气薄，能由阳而之阴，故气药可以行血，能"破结气，下瘀血"，为血病及产后要药。葛根味甘，甘味能缓和调润，属于阳明经，其味厚，可以行阴，故能鼓舞津液、解肌发表，《神农本草经》云："起阴气。"所以说"气"者，是因其能鼓舞脏器之机能而发生作用。有些药物，性味相同，而主治不同，如常山和苦参，性味都是苦寒，而主治不同。常山主治疟疾、老痰积饮，作用是涌泄内结之热毒痰火。苦参主治黄疸、热毒、血痢、大麻风、风毒疮疹，其作用是破泄经脉血液中的风热壅毒。这些举例，可说明气味相互配合与其作用的关系，必须结合临床经验来灵活掌握运用。

三、结语

中药的性味学说，不是凭空来的东西。中医的理论是以阴阳、五行生克学说为基础，结合到人体的五脏六腑、五运六气，根据四诊八纲长期的辨证论治经验，而定出中药的性味，在运用时性和味又必须结合起来，加以配方组合，变化无穷。因此，可以治疗各方面许多复杂疾病，这就是形成中医独特的理论体系。正因为它是经过了实践证明而总结出来的规律，所以是科学的。

虽然在古代还没有分析每样药的化学组成，即使现在某些中药，已经有了成分分析，但由于中药组成部分复杂，而配方是多样的，药物作用于机体，故不能单纯以体外试管内的化学分析为全部的依据。我们运用中药治病时，必须先掌握药物性味产生的原理和对人体的作用机制，才能使用恰当，也必须根据气味学说的基本理论，建立起整体观念，才能在原有的中医理论基础上再加以发扬光大。

（朱起贵）

对中医气化的认识

（一）气化的涵义

气不是抽象的,而是一种能运行物质的代名词,古人观察到天气下降于地,地气上升于天,故有风云、雾露、雨水之气象变化。化是指变化和生化。《素问·六微旨大论》云:"夫物之生从于化,物之极,由乎变。"因为气在大自然是不断运行的,事物是变化着的,而推动事物变化的原动力,就是气化。

（二）自然环境与人体气化的关系

祖国医学认为人与天地相应,所谓"形气相感,化生万物"。《灵枢·刺节真邪篇》云:"真气者所受于天,与谷气并而充身者也。"这是指人体承受了父母之精气——先天之气,加以后天获得的水谷之气和呼吸的空气,才有生命活动。人生活在自然环境中,顺从四时之气则和,如逆四时之气则病。《素问·四气调神大论》云:"逆春气则少阳不生,肝气内变;逆夏气则太阳不长,心气内洞;逆秋气则太阴不收,肺气焦满;逆冬气则少阴不藏,肾气独沉。"以六淫之邪为致病外因,这说明天气与人是相互感应的。

（三）人体的气化作用

《素问·阴阳应象大论》云:"天有四时五行,以生长收藏,以生寒暑燥湿风,人有五脏化五气,以生喜怒悲忧恐",指五脏皆有气化作用。中医学认为"胃为后天之本,肾为先天之本",二者均为重要脏腑,试分述如下。《黄帝内经》云:"人受气于谷,谷入于胃,传于肺,五脏六腑皆受气。"当饮食经胃腐熟后,再经脾气散精,上归于肺,同时经小肠分清别浊,糟粕传于大肠,排出体外,水液经肾之气化,输于膀胱。《素问》云:"平人之常气禀于胃,胃者,平人之常气也,人无胃气则逆,逆者死。"可见胃气的重要性。肾气(或称真气、根气),它既禀受着先天的精气,又蕴藏着五脏六腑的精气,通过藏精而变为能,这个能即为人体生发的功能。《素问·上古天真论》云:"女子七岁,肾气盛,齿更发长……五八肾气衰,发坠齿槁。"《素问·灵兰秘典论》云:"肾者作强之官,技巧出焉。"人的精神是否充沛,体现出肾气是否充足,如果肾气绝则无生命活动。张景岳云:"命门为精血之海,脾胃为水谷之海,均为脏腑之本,然命门为元气之根,为水火之宅,五脏之阴气,非此不能滋,五脏之阳气,非此不能发。"并且肾司二便,当水液运行于足太阳膀胱经后,借肾气温化。清者上升为津液,浊者下降为小便。故《黄帝内经》云:"膀胱者,州都之官,气化则能出矣。"说明肾脏在气化过程中起主导作用。

肺是主气的,其气通于鼻,为诸脏之华盖,会合百脉而主治节。《经脉别论》云:"肺朝百脉。"《素问·灵兰秘典论》云："肺者相傅之官,治节出焉。"因为气的作用,肺才能运行经脉,通调水道,治理调节其他脏腑的功能。如心主血,血必借气来推动,才能流注于四肢百骸,故中医学认为:"气为血帅,血因气行"。

人体的正常气化现象,必须是清气上升,浊气下降,上蒸至华盖,凝聚为水,于是水升火降,水火既济,阴阳调和,气血才能正常地循环不息。而气化的运行途径,主要是三焦,因上焦是宗气所聚之处,中焦是宗气所生之处,下焦是元气所存之处。故《难经·三十难》云:"三焦者,水谷之道路,气化之所始终也。"至于营卫气血与脏腑的关系,按《灵枢·营卫生会篇》云:"上焦开发,宣五谷味,薰肤充身泽毛,若雾露之溉,是谓气。"《灵枢》云:"中焦受气取汁,变化而赤是谓血。"这两条经文说明了营卫气血之由来,各个脏腑的气化功能,须依靠经络、营卫气血连贯成为一个整体,既有分工,又有合作。

(四)从气化看人体病理现象

《黄帝内经》云:"邪之所凑,其气必虚。"邪有内因外因,都能伤人。《素问·举痛论》云:"怒则气上,喜则气缓,悲则气消,恐则气下,寒则气收,炅则气泄,惊则气乱,劳则气耗,思则气结。"这说明内因为七情之伤。《灵枢·百病始生论》云:"夫百病之始,皆风雨寒暑清湿喜怒,喜怒不节则伤脏,风雨则伤上,清湿则伤下。"这说明外因为六淫为患。但无论内因还是外因,必伺人体正气虚而后邪气入侵,若其人阴阳平和,正气充足是不易生病的。因此许多疾病是可用气化来理解的,如气滞则血凝,则壅肿而痛,所谓不通则痛,如病在阳分的红、肿、热、痛的炎性病变,及病在阴分的肿瘤、疮疽、结核等慢性病变,都宜以行气活血为主治疗。又如水肿病的形成原因较多,但主要是肾、脾、肺、三焦和膀胱的气化失调。如果肾气先衰,则失去气化根本,因肾水无命门真火蒸发,则气滞水停,兹举一医案说明。

患者李某,因水肿、气喘1个月余,于1961年6月16日入院,检查有低热,不恶寒,左侧胸腔积液,气喘,全身及下肢凹陷性水肿,小便清长,大便溏泄,日行4～5次,舌质红无苔,脉沉弦数。病机为脾肾阳虚,水气内停。诊断为水肿阴虚,初用真武汤加黄芪,温阳利水,补气生津,继用真武汤合黄芪防风汤四剂,水肿明显减轻,精神好转,后以养胃健脾利水法施治,抽胸腔积液两次,用十枣汤十天,肌内注射链霉素,水肿全消,气喘已愈,胸腔积液已消,于1961年8月11日痊愈出院。

又如哮喘的发病原因,与肺和肾的关系密切,医案:患者杨某,男,20岁,于1960年12月10日入院。哮喘史5年,多在夜间发作,天冷可诱发,发作时以吸气困难(不纳气)为主,平素有背部怕冷、手足凉、脉沉细等症状。为肾虚不纳气。治法从肾入手,哮喘发作剧烈时,兼从肺治,初用小青龙汤加附片、枸杞子或巴戟天等。后哮喘停止发作,仅于睡后微喘。于1961年1月10日用温补脾肾法,做丸剂如下,熟地90 g、熟附片60 g、桂枝30 g、泽泻60 g、山药60 g、阿胶90 g、焦白术90 g、沙参90 g、陈皮60 g、茯苓60 g,共研末做蜜丸分次内服。兼用化痰降气汤剂:沙参12 g、杏仁9 g、半夏9 g、白术9 g、橘皮

6 g、五味子 3 g、干姜 15 g、茯苓 12 g、麻黄 6 g。配合风门、肺俞埋针，以后未发作，观察至 1961 年 3 月 10 日痊愈出院。

又如老年人肾气衰，命火弱，小便频数量多，宜温补肾阳，用补骨脂、菟丝子之类。小儿遗尿，多属肾气不充，须固肾气，用桑螵蛸之类，配以健脾药，如白术、薏苡仁等。

（五）六经与气化的关系

自然界的风、寒、暑、湿、燥、火六气与人体脏腑经络是互相关联的。《素问·六微旨大论》云："太阳之上，寒气治之，中见少阴；少阴之上，热气治之，中见太阳；阳明之上，燥气治之，中见太阴；太阳之上，湿气治之，中见阳明；少阳之上，火气治之，中见厥阴；厥阴之上，风气治之，中见少阳"。这是以六气为本，六经脏腑为标，又以脏腑的互相表里关系为中见。六气在正常情况下无害，如偏盛则有损于人体，气有余则化生太过，气不及则化生不足。

《伤寒论》就是用标本气化来阐明六经病理病机的。

（1）太阳经：足太阳膀胱以寒水主令，手太阳小肠以丙火而从化于寒水，平则火交于水，水气卫外，荣筋生液，敷布周身，病则营卫菀遏，寒邪内陷，手太阳小肠，亦自现其本气而病火热。

（2）少阳经：手少阳三焦为相火主令，足少阳胆以风木从化于相火，故少阳胆经发病，则口苦、咽干、目眩，因火性炎上作苦，故口苦，相火灼津则口干，风火上冲头目，则目眩。

（3）阳明经：手阳明大肠，以燥金主令，足阳明胃以阳土而从化于燥金，平则太阴湿气协调，津液血脉充沛，阳明燥盛，燥气外蒸则病经，燥气内郁则入腑，燥气太过则腑实，燥气不及则胃虚。

（4）太阴经：足太阴湿土主令，手太阴肺为清金，土金相生，从化于湿土，平则借阳明之阳气以运化，肺降脾升，若阳明之阳气不足，则为太阴寒湿病，手太阴肺自现其本气而气逆。

（5）少阴经：手少阴心，以君火主令，足少阴肾癸水，从化于君火，平则水升火降，水火既济，病则水火不交，上热下寒，或阳亢而阴欲涸，或阴盛而阳欲亡，足少阴肾水失温，则极易现其本气，而病寒水侮土诸逆证。

（6）厥阴经：足厥阴肝以风木主令，手厥阴心以相火而从化于风木。平则木静风恬，病则木菀风生，手厥阴心包自现其本气而病热。

（六）从方药上看气化作用

中药有四气五味，疾病有阴阳偏盛，治疗上必须调和阴阳，使其平衡，如寒者热之，热者寒之。《素问·至真要大论》云："辛甘发散为阳，酸苦涌泄为阴，咸味涌泄为阴，淡味渗泄为阳。或收、或散、或缓、或急、或燥、或润、或软、或坚，以所利而行之，调其气，使其平也。"

方剂方面：经方中贯穿着气化涵义者，比比皆是。如五苓散主治太阳病——膀胱蓄水证，其方中取茯苓、白术、泽泻甘淡渗泄，而用桂枝通阳化气，导水下行。

再从肾气丸主治的几条经文来看。

（1）《金匮要略》云："短气有微饮，当从小便去之，苓桂术甘汤主之，肾气丸亦主之。"

（2）《金匮要略·血痹虚劳病脉证并治》云："虚劳腰痛，少腹拘急，小便不利者，八味肾气丸主之。"

（3）《金匮要略·消渴小便利淋病脉证并治》云："男子消渴，小便反多，以饮一斗，小便一斗，肾气丸主之。"

（4）《金匮要略·妇人杂病篇》云："问曰：妇人病，饮食如故，烦热不得卧而反倚息者，何也？师曰：此为转胞不得溺也，以胞系了戾，故致此病，但利小便则愈，宜肾气丸主之。"

从以上《金匮要略》四条经文可见肾气丸主证，有在转胞则不得溺，在虚劳则小便不利，在消渴则小便反多，在微饮则短气，皆因肾之阴阳两虚，气化不利，水液失其正常运行之故。从此可看出八味肾气丸是用桂附辛热之品于滋阴药中，以温补肾阳、化气行水。又如苓桂甘枣汤，"发汗后，其人脐下悸者，欲作奔豚，本方主之"。此可借唐宗海的释语来说明，他说："汗多则泄其阳而伤肾气，是以脐下气海，虚怯而作悸，气海中之阳不能蒸化膀胱之水，则欲泛上而作奔豚；其方中不用补肾，但用甘枣茯苓克制肾水（培土制水），用桂枝导心火以交于脐下，则肾水气化而愈矣。"

（七）小结

中医中"气"的涵义，是有物质基础的，气化说明天体事物的变化，人体脏腑、经络、营卫气血的内在联系及其整体性，人体与周围环境互相感应的关系，因此它贯穿在中医的生理病理、病因、治疗等各方面的实际运用中，这说明祖国医学是用动态的发展的眼光看待人的生活现象，对疾病辨证论治是唯物的。气化是中医理论体系中的重要组成部分，使中医理论体系臻于完整。气化是我们学习中医，用中医药方法治病时必须掌握的。

（朱起贵）

15

气血学说初探

中医学从整体观念出发,提出脏腑、经络、气血学说,指导临床辨证施治,为发展中医学说奠定了坚实的理论基础,现结合现代医学知识,就气血学说问题加以探析如下。

1. 血的生成

《灵枢·决气篇》说:"中焦受气取汁,变化而赤是为血。"指出脾胃所化生的水谷精微是生成血液的基本物质,故称脾胃为后天之本。《素问·生气通天论》又说:"骨髓坚固,气血皆从。"中医学认为,肾主骨藏精,精生髓,髓生血,故称肾为先天之本,说明古代医家已认识到骨髓为生血之源。这与现代医学的骨髓是造血器官,血液细胞于正常的条件下是在骨髓内以及骨髓外的淋巴系统及部分网状内皮系统内形成的看法是一致的。因此中医学说从整体观念出发提出了肾和脾胃为生血之源。

2. 血的功能

《难经》云:"血主濡之。"即血有营养滋润作用,血液有赖气的推动,注入于脉,循行于脉管之中,内至五脏六腑,外达皮肉筋骨。血液运行不息,不断对全身脏腑组织发挥营养作用,以维持人体正常的生理功能。现代医学证明,血液通过毛细血管壁与机体组织接触,供给机体组织以氧、水分、营养物质、盐类及热量,同时也带走组织细胞代谢的产物,如二氧化碳、乳酸、氮质等,血液还是机体内完成免疫过程的媒介及参与者,同时也是内分泌素及酶的输送者。

3. 血液的循行途径

血液流动,环周不休。《灵枢·邪气脏腑病形》云:"经络之相贯,如环无端。"血液流动在一个相对密闭的管道系统(脉管)中,血液循环有一定的走向。《素问·经脉别论》云:"食气入胃,浊气归心,淫精于脉,脉气流经,经气归于肺,肺朝百脉,输精于皮毛,毛脉合精,行气于腑,腑精神明,留于四藏,气归于权衡,权衡以平,气口成寸,以决生死。""由脏而经,由经而络,由络而播宣皮腠,薰肤充身泽毛。""阴性属内,由皮而络,由络而经,自经而归趋脏腑。"描述了心排出血液行于经脉,由经脉分支为络脉,反复分支,逐渐变细为孙络,敷布全身,其功能是渗灌气血,营养全身,为生理活动提供物质基础,再经组织物质交换后,带着代谢产物,又从孙络到络脉,反流到肺,故称肺朝百脉。肺司呼吸,呼出二氧化碳,吸收氧气,起到吐故纳新的作用,最后返回心脏。可见古代医家已明确认识到心→脉→络→孙络→络→肺→心的走向规律,由心、脉、肺组成血液循环系统。古代医家认为:"支而横者为络,络之别者为孙"(《灵枢·脉度篇》)。孙络亦称孙脉,相当于现代医学的微循环,其功能是一方面"经满气溢,入孙络受血,皮肤充实"(《素问·四时刺逆从论》);另一方面,"血和则孙脉充满,乃注入络脉,皆赢,乃注入于经脉"(《灵枢·痈疽》)。中医学的这些认识与现代医学对微循环功能的认识是一致的。微循环是血液循环系统的末梢部分,一般是指微血管网络中的微动脉、微静脉之间的血液循环,它和淋巴管组成微循环的功能单位,负责血液流通、血液分布和组织灌注,是身体各脏器的组成部分,直接参与组织细胞的营养代谢和物质交换。微循环受全身的神经和体液,以及内部的反馈物质的调节,在一定程度上受体循环的影响和被动的压力调节,这可能与中医气的功能有关。

4. 气的功能

气是构成和维持人体生命活动的物质基础。血载气而行,有赖气的推动。联系到五脏,生命活动有赖心气的主宰,心脏推动血液进入动脉;肺朝百脉,有吐故纳新作用;"肝藏血,心行之,人动则血运于诸经,人静则血归于肝脏,肝主血海故也",可见血液的贮藏与调节同肝脏密切相关,脾有统血功能,脾功能亢进可引起血液成分(红细胞、白细胞、血小板)减少,而导致出血,即所谓脾的统摄无权。肾气的温煦,可发生肾藏精,精生髓,髓生血。五脏功能活动正常,才能维持人体的生命活动。

中医学认为"肺为水之上源"。因肺司呼吸,主皮毛,肺在气的功能作用下,通过呼吸,皮肤出汗,可排出水分;肾为水之下源,通过三焦气化,通调水道,使水盐代谢得到动态平衡。如《素问·灵兰秘典论》云:"膀胱者,州都之官,津液藏焉,气化则能出矣。"这说明,皮肤出汗、肺的呼吸以及肾与膀胱的泌尿排泄等功能,在人体出入水量及新陈代谢保持动态平衡中,起到重要作用。

5. 气和血的关系

气与血,一阴一阳,互相依存,互相资生。血以气所运化的水谷精微为原料,又经气化过程转变为血液,所以称血液为气之母。气生于血,气舍血中,血能载气养气,气能摄血,血液之所以能在血管中运行不息而不溢出脉外,是由于气能统摄血液,故称"气为血之帅"。这说明,中医气血理论与现代医学血液的生成、循环以及在生理条件下血液成分的破坏与调节理论相一致。

6. 血和津液的关系

津液是水谷精微的液体部分,血液的运行,除有赖气的推动以外,尚需津液的运载。清代周学海认为:"夫血犹舟也,津液水也""水津充沛,舟才能行。"此处津液可理解为血浆。笔者认为,广义的津液应包括血液、淋巴、组织液等。临床上由于发热出汗过多或利尿太过而耗损人体津液,体液丢失,水盐平衡失调,导致血容量不足,甚至影响血压,此时宜补充血容量。中医学认为,津亏不足以载血而导致血行不畅,甚至瘀阻,相当于血虚至瘀。除解除津液亏耗的原因外,在给予活血化瘀的同时,还须给予养阴生津之品。

7. 血和精神的关系

神是精神、意识、知觉、运动等生命物质的总称。血和神的关系可从以下两个方面来认识。

(1)血液是精神活动的物质基础。所谓形与神俱,其实质是血液循行于体表的微循环表现。血液充盈,则神采奕奕,颜面光泽红润;血液衰少,则神萎不用,颜面苍白无华,唇色淡红;血液耗竭,则神散而亡。

(2)神能主宰经脉运动和血液运行,神具有统摄和调节全身各系统功能作用。经脉营运气血流行全身,须依赖神明之用。精和神又有不可分割的关系,《素问·金匮真言论篇》云:"夫精者,身之本也。"《素问》云:"人始生,先成精,精成而脑髓生……"《淮南子·主术训》云:"至精为神。"物之精粹自有神。这个"神"即相当于脑的功能。

8. 血瘀证

血于脉中,无时不流,若停滞不行或流而不畅,则成血瘀,瘀积不流之血和久病入络之血,称为血瘀。临床所见的有闭经、痛经、产后血瘀腹痛、冠心病、癥瘕痞块、跌打损伤、痈肿疼痛、骨折及瘢痕疙瘩等。血瘀证候,常见的有舌质紫暗或有瘀点,皮肤瘀斑、瘀点,舌系带两旁静脉曲张,脉涩或结代,肝掌,蜘蛛痣,冠心病的心前区痛,肝病的胁肋部痛,面色黧黑,肌肤甲错或肢体麻木等。

近年来对血瘀证的研究证实,血瘀证与微循环障碍联系十分密切。表现为微血管形态、功能状态、血液流变性发生改变,以及组织代谢障碍等,因此微循环障碍和血液黏度增高致病和中医血瘀致病在理论上极为相似。

9. 气血病的治疗

气血病的治疗,须根据气血病的病因及所属脏腑等因素来决定,其治法有多种。现仅略述血瘀证的治法如下:《黄帝内经》中首先提出"血实者决之"这一活血化瘀治则。血瘀证形成的病因有气虚气滞、寒凝、热邪、外伤等,这些因素均可影响气血津液的循行而形成血瘀。因此治疗血瘀证时,须根据病因辨证论治,分别按"虚则补之、寒者热之、热者寒之"等治则,配以活血化瘀药,又因为气血相互依存,相互为用,故使用活血化瘀药,多配合理气药,以加强疏通经脉的作用。如血府逐瘀汤,既用桃仁、红花、川芎、赤芍、牛膝活血化瘀,又用柴胡、枳壳等行气解郁,方中寓有气行则血行之意。

10. 结语

本文回顾中医对气血的认识,并结合现代医学的观点说明血的生成。血循环的走向规律为:心→脉→络→孙络→络→肺→心。孙络相当于微循环。气血的生理功能可概括为:血为气之母,气为血之帅,二者相互依存,相互为用。血为物质基础,伴随着气的功能,且赖心气之推动作用,注入于脉,贯穿于经络、五脏六腑及四肢百骸组织之间,且与精、神、津液密切相关,以维持人体生命活动。气血学说是中医从宏观上对机体生理功能的认识,气血与微循环组织形态及生理、病理方面均有联系,用微循环的检测方法可从微观上说明气血学说的一些实质性问题。临床所见血瘀证相当于微循环障碍,如果气血发生病变,则须诊察其寒热虚实,进行辨证施治,以增强药物疗效。

(朱建红　朱莉)

厥脱证治疗概况

祖国医学有着治疗急性病的丰富经验,温习古代中医书籍有关厥脱证的内容,《黄帝内经》云:"厥则暴死,气复反则生,不反则死。"《伤寒论》中有脏厥、厥逆等记载,设有四逆汤、通脉四逆汤、复脉汤、独参汤等方剂。《温病条辨》云:"春温内陷,下痢最易厥脱……温病,津液被劫,心中震震,舌强神昏……口干舌燥,甚则齿黑唇裂……脉结代,甚者脉两至者,宜复脉法。"历代医家对厥脱证的治疗经验很多,明代江瓘著《名医类案》,王士雄著《随息居重订霍乱论》都有厥脱证治疗取得成效的医案记载,关于厥证的预后也有记载,例如"伤寒六七日,脉微,手足厥冷,烦躁,灸厥阴,厥不还者死"。成无己云:"脏厥者死,阳气绝也。"说明了厥证特别是脏厥的预后不良。

厥证可分为热厥与寒厥,其辨证如下。

寒厥多由大汗、大下、大吐之后,脏器虚寒,阳气不足,阴寒太甚,阴阳气不相顺接所致,表现为身凉不渴,脉迟细微也(寒极而成厥逆者,独阴无阳也,故又称阴厥)。

热厥,由于邪热过甚,津液受伤,阳气无所依附,气血趋向于内,不能宣通于外,故四肢厥冷(热极而成厥逆者,阳极似阴也,故又称阳厥)。

祖国医学虽没有休克这一名称,但从临床表现和病理、生理及治疗上观察,《黄帝内经》《伤寒论》《温病条辨》等著作中所描述的厥逆、脏厥、暴脱、尸厥等病证,与现代医学所称的休克相似。西医将休克分为感染性休克、心源性休克、出血性休克、过敏性休克等,而感染性休克较多见,病死率也较高,有学者认为,感染性休克为脱或厥,可由热盛伤气、热耗阴液或阴阳两伤致脱,当脱证不可遏止可致厥,这符合暖休克发展为冷休克的论点。

暖休克和冷休克的论点如下:

感染性休克的轻型或早期,为温暖型(高排低阻型),表现为心搏出量增加或正常,外周血管阻力降低,患者表现有发热、面红、皮肤有花斑、四肢发凉,类似中医的热厥。

晚期休克或严重病例多为冷湿型(低排高阻型),表现为心搏出量减少,外周阻力增高,其微循环变化初为小血管收缩痉挛,继而发展到毛细血管扩张,微循环瘀滞,患者表现有手足厥冷、神倦、无热恶寒、下利清谷、口不渴或身冷蜷卧、指甲青暗、腹痛、面青、舌淡、脉微或脉细欲绝。

以上提到的中医的热厥与寒厥,西医的休克温暖型与冷湿型,虽然是两种学术体系中的病证,但有其相似处,故并列以资参照。

治疗方面,按中医理论指导,应是"阳病治阴,阴病治阳"以及"寒者热之,热者寒之"。如"寒厥用热药,热厥用寒药""实则泻之,虚则补之"等,务必"驱邪安正""扶正固脱"。

抢救厥脱证的几种方法列举如下。

一、回阳救逆及益气固脱

回阳救逆,适用于寒厥的患者。"寒厥者,身寒面青,四肢逆冷,指甲冷,蜷卧不渴,小便利,脉微迟,即阴厥也。"治疗可选用四逆汤(附子、干姜、炙甘草)、通脉四逆汤(附子、干姜量倍、炙甘草、葱白)、四逆加人参汤、白通汤(干姜、附子、葱白)、白通加猪胆汁汤、参附汤(人参、附子)等代表方剂。六方中均有附子,五方中有干姜,均为温里药,说明附子、干姜在回阳救逆中起主导作用。

益气固脱适用于元阳将脱的"喘促不续,汗多亡阳,神气乱,魂魄离"等时候,以生脉散(人参、麦冬、五味子)为代表方。

临床上因感染时多有高热、大汗,患者有气阴两耗,随后,"阴损及阳"而致亡阴亡阳,治疗上可将四逆汤和生脉散合用。

天津南开医院治疗大叶性肺炎导致感染性休克 45 例,其中 42 例为气阴两虚,用生脉散,3 例重型亡阳者用四逆汤,这 45 例中单用中药升压 24 例,中西医结合治疗 21 例,均治愈无后遗症。李忠和等用生脉散加减治疗感染性休克之阴损及阳型,用参附龙牡汤治疗阳气欲脱型,并适当加用丹参、桃仁、红花、赤芍等活血药。感染性休克患者死亡率由 1971 年的 12.1% 下降到 4.1%(原发病多为大叶性肺炎、胆系感染)。重庆市中医院从 1964 年以来,开展了中医药治疗休克的研究工作,他们根据生脉散具有益气固脱、养阴生津、敛汗生脉的作用,将生脉散去五味子作成参脉针治疗休克,每次用参脉针 4～10 mL,加入 50% 葡萄糖液中静脉推注,连续推注 2～3 次,待血压回升后,再以参脉针 10～20 mL,加入 10% 葡萄糖液中静脉滴注,治疗 32 例中有 23 例取得疗效。用药后血压在 48 h 内恢复正常并稳定。中国人民解放军总医院用参附注射液(人参、丹参、附子)治疗了 54 例休克及低血压(休克 37 例,低血压 17 例)患者。其中 43 例应用了西药。升压药不能使血压回升,或虽有回升,但当升压药减量或停用后,血压又重新下降,经使用参附注射液静脉滴注后,38 例(88%)血压即保持在正常范围。方法:参附注射液 40～100 mL 加入 10% 葡萄糖液中静脉滴注,每日用量 80～200 mL,使用时间 1～7 天。笔者运用救逆 1 号及救逆 2 号,临床应用亦见效。

二、活血药的应用

感染性休克的病理机制是由于微循环系统中微动脉严重痉挛及静脉曲张。因此近年来有学者利用活血化瘀药改善微循环以纠正休克,具有活跃微循环作用的药物有抗胆碱药(包括阿托品、山莨菪碱、樟柳碱等)。1959 年钱潮首创用阿托品治疗休克型毒痢,病死率从 20% 下降到 0.5% 以下,祝寿河用山莨菪碱治疗休克型毒痢,病死率从

20％～30％下降到 1％。杨国栋用东莨菪碱治疗 323 例感染性休克,病死率从 50％下降到 11.2％。北京大学人民医院从 1972 年后用山莨菪碱治疗感染性休克 62 例,无 1 例死亡,而 1964—1968 年间单纯使用缩血管药治疗感染性休克 71 例,病死率为 16.9％,认为扩血管药治疗感染性休克,实优于缩血管药。广东省梅州市人民医院用复方闹洋花注射液治疗 30 例休克患者(其中 8 例血压无法测出),其中部分为感染性休克,显效 28 例,有效 2 例。复方闹洋花注射液由闹洋花、当归、川芎、草乌等组成,具有温经活血、通脉化瘀、疏通微循环等作用,能改善微循环的灌注,兴奋呼吸中枢。

当休克发展到弥散性血管内凝血(DIC)时用活血药丹参、泽兰等治疗,也可用复方血府逐瘀汤,以治气滞血瘀。方药如下:当归 10 g,生地 10 g,桃仁 12 g,红花 10 g,枳壳 6 g,赤芍 10 g,柴胡 6 g,甘草 3 g,桔梗 5 g,川芎 5 g,牛膝 10 g。此方具有行气活血作用。如属热盛血瘀者,本方合清瘟败毒饮加减;属血虚瘀血者,用补血化瘀法,本方合当归补血汤加减;属气虚血瘀者,用益气化瘀法,本方合独参汤加减。

此外以行气活血法研制的枳实注射液,也有良好的抗休克效果。可改善微循环,提升血压。湖南省小儿感染性休克科研协作组,用枳实注射液治疗小儿感染性休克 100 例,显效 57％,有效 21％,无效 22％,肯定枳实升压作用快、幅度高、副作用小的特点,用法按 0.6 g/kg 静脉注射,每 15 min 1 次,连用 8～10 次。成人用 20～40 g 静脉注射,继之静脉点滴,酌情调整速度,维持半小时显效。从枳实中分离的 N-甲基酪胺和对羟福林均为体内肾上腺素类代谢产物,对血管有一定选择性。对重要脏器如心、脑、肾可增加血流灌注量、降低血管阻力,而对皮肤、肌肉、脾脏等有使血管阻力增加、血流量减少的作用,还增加心肌收缩力,增加心排出量。上海中医药大学附属曙光医院用青皮提取物青皮酚静脉滴注,对救治休克、提升血压也有一定的效果。

三、清热泻下法的应用

由于热盛可伤阴,故热厥中医治法多用清热生津,必要时急下存阴,《伤寒论》云:"伤寒脉滑而厥者,里有热,白虎汤主之。""伤寒一二日至四五日而厥者,必发热,前热者,后必厥,厥深者,热亦深……应下之。"可用大柴胡汤或承气汤类。白虎汤是以清热生津为主。大柴胡汤、承气汤类是攻下清热,既泄无形邪热,又除有形之积滞,以保存津液,寓釜底抽薪之意。北京大学人民医院中医科用大柴胡汤合生脉散加减治愈老年感染性休克患者 1 例,可能是由于清热与攻下并用,有利于清除毒素,保存有效血容量,从而改善微循环。

用电针作用于左右肾上腺耳穴,配合内关穴多能稳定血压,笔者曾针刺人中、素髎穴,有升血压效果。

另外,重庆市中医院研制的增液针、养阴针,可配合治疗厥脱证,取得了一定效果。

总之,上述抢救厥脱证的方法,有回阳救逆、益气固脱、活血、清热泻下等。生脉、参附等针剂静脉注射,用以改善休克的微循环障碍等,都展现了良好的效果,这说明了中医能治疗急症。祖国医学宝库,还有待我们努力发掘,不断实践,使之发扬提高,以造福于人类。

（朱起贵）

急下存阴

泻下法早见于《黄帝内经》，张仲景继《黄帝内经》设三承气汤和三急下证，意在泻热而保存津液，吴又可著《瘟疫论》，认为下法不仅泻实，而且泻热，倡温病"下不厌早"之说，主张及时逐邪，勿拘结粪。叶香岩《温热病篇》云："再论三焦不得从外解，必致成里结，里结于何，在阳明胃与肠也。亦须用下法，不可以气血之分，就不可下也。"可见不论病在气分、营分、血分，均有可下之证。至于病有兼夹证，随证可以下法与他法合用，如：热邪搏结的心下痞，则拟下法与清热法合用之大黄黄连泻心汤；水热结实之大结胸证，则拟泻热逐水之大陷胸汤；蓄血在里，则拟下法与活血化瘀法合用之桃核承气汤、抵当汤；温病因热灼津枯而致大便燥结，则拟下法加滋液润燥剂的增液承气汤等。总之下法既除无形之邪热，又能泻有形之积滞，以保存津液，有釜底抽薪之意，是清热除邪的一个重要治法。

笔者曾用清热泻下法治疗急性黄疸型肝炎（相当于中医的湿热阳黄证）及大叶性肺炎（风温病的风热犯肺、移热于胃的证型），取得较好疗效。还用增液承气汤治疗流行性出血热（中医认为此病属温疫或疫斑）的极期（少尿期）患者，治疗数例，也有较好效果。

流行性出血热的极期阶段，由于热灼阴伤，出现少尿，甚至尿闭、口渴、舌干、唇燥、便秘、腹胀满、心烦、呕恶、舌质红绛、苔黄燥、脉沉细有力，单用利尿药常难奏效，笔者采用急下存阴的治法，早期用增液承气汤以导泻，使邪有出路，对于伴有恶心呕吐的患者，用此汤剂保留灌汤，1～4 h 后发生腹泻，粪水量约数百至千余毫升，大便通畅后多数患者有不同程度的利尿反应，由于水分排出，解除或防止肺水肿、脑水肿等并发症的发生，减轻肾周围水肿，从而改善了肾的血流，有利于受损肾的恢复，因此患者常于导泻后，先排稀粪水，随后尿少、尿闭也得到解除。

兹举一医案于下：杨某，男，51 岁，于 12 月 15 日入院，发热 7 天，头痛、眼眶痛、腰痛、恶心、呕吐、腹胀、神志恍惚、烦躁不安，体温 38 ℃，血压测不出，颜面潮红、球结膜明显充血、高度水肿，两腋部有片状出血，尿蛋白（＋＋＋），红细胞（＋＋），管型少许。入院诊断：流行性出血热。病期处于发热、休克、少尿三期重叠。经用丹参静脉注射液加平衡盐液、低分子右旋糖酐静脉滴注，使血压回升，于 12 月 18 日进入少尿期，尿量一日 25 mL。静脉推注速尿 10～20 mg/次，一日三次，同时加利尿合剂，但效果不好。12 月 20 日一天无尿，神昏谵语，眼结膜明显水肿，出血未减，双侧瞳孔不等大，对光反射存在，颈静脉充盈，血压 160/100 mmHg，脉弦大，舌红绛，苔少。辨证认为邪毒亢盛，内扰营血，津血已伤，急用导泻、凉血养阴、解毒化瘀法，取增液承气汤加味，生地 15 g、玄参 15 g、麦冬 15

g、茜草 15 g、丹参 15 g、白茅根 30 g、车前子 30 g、大黄 24 g(后下)、玄明粉 15 g(冲服)。一剂浓煎为 300 mL。取其一半保留灌肠,一半口服,用药后腹泻 3～4 次,量较多,次日尿量达 1000 mL,顺利进入多尿期,后进入恢复期,痊愈出院。

(朱起贵)

第二节　血　瘀　证

略论血瘀证的实质与治疗

瘀血之说首见于《黄帝内经》。《黄帝内经》虽无瘀血一词,但有恶血、留血之称。汉代张仲景在《金匮要略·惊悸吐衄下血胸满瘀血病脉证并治》篇中,总结前人的经验,首先提出瘀血这个名称。又在《伤寒论》中对蓄血证做了阐述。王清任对瘀血学说进一步发挥,创立八个以"逐瘀"或"活血"为名的方剂,如血府逐瘀汤、膈下逐瘀汤、通窍活血汤等。近几年来,有关活血化瘀的临床应用及研究工作十分活跃。运用活血化瘀法治疗一些难治疾病,如硬皮病、烧伤瘢痕疙瘩、角膜白翳、血栓闭塞性脉管炎、肠粘连、神经根粘连、脑血管意外后遗症、冠心病等,均取得了较大的进展。在基础理论研究方面,学者们开始把微循环与活血化瘀结合起来进行研究。笔者认为,血瘀证相当于微循环障碍的证候,活血化瘀疗法可疏通微循环,用血液流变学的理论可阐述活血化瘀法的作用原理,有助于认识血瘀证的实质,揭示某些相关疾病的发病机制并提高其疗效,促进医学向前发展。

一、血瘀证的实质

关于血的功能,据《难经·二十二难》记载,强调"血主濡之",即血有濡筋骨、利关节的作用。此外《素问·痹论》将血与营并提,有"荣者,水谷之精气也,和调于五脏,洒陈于六腑,乃能入于脉也,故循脉上下,贯五脏,络六腑"的说法;《灵枢·平人绝谷篇》有"血脉和利,精神乃居"的说法。这表明血的作用与营养脏腑、调节神志也有关系。血的这些功能,与现代医学所谓血具有运输、营养、代谢、维持肌肉和神经的正常兴奋性、参加免疫和体液调节的功能,基本上是一致的。如果血在脉中循环,"流行不止,环周不休""如水之流""行有经纪",则"病不得生",反之,如果出现"血瘀滞不行""血凝而不流""血泣则不通""血气不至",或失去了"行有经纪"之常度,变为"离经之血",即可引起血瘀证。

血瘀证的常见病因:①气虚、气滞;②血受寒凝;③邪热迫血外溢;④外伤血溢;⑤痰湿瘀阻;⑥久病入络。

血瘀证的主要临床表现:固定性疼痛、绞痛或腹痛拒按,面色暗黑,舌质紫暗或舌体见散在瘀点,舌下静脉曲张瘀血,皮肤黑斑,肌肤甲错,面颊及肢体见红丝赤缕(蜘蛛痣)、肝掌,皮肤瘀斑,青筋暴露,出血,癥瘕积聚,月经不调,咳喘,肢体麻木或偏瘫,脉涩、结代或无脉等。

血瘀证与血液循环有直接关系,祖国医学文献中已有记载。《灵枢》说:"血不流则毛色不泽,故其面黑如漆紫者""患者脑满唇萎,舌青……为有瘀血。"王清任著《医林改错》明确指出:"青筋暴露,非筋也,现于皮肤者,血管也,血管青者,内有瘀血也。"微循环类似于经络之孙络,而孙络能运行气血,输精排浊,微循环障碍所引起的代谢紊乱、组织器官缺血缺氧等病变,正是脉络瘀痹、气血不通、脏腑失养的结果。

实验观察证实,血瘀证患者确有微循环的改变,冠心病患者有胸前区疼痛或脉结代,甚则有发绀,均说明有瘀血症状。中国医学科学院阜外医院检查 112 例冠心病患者的甲襞微循环、球结膜微循环,发现大多数患者都有不同程度的外周微循环障碍,主要是毛细血管明显迂曲、扭转、弛张,血流缓慢,血细胞聚集等,并发现外周微循环的异常与冠心病的病情大致平行。

有学者对 30 例中医辨证为气虚及血瘀型的冠心病患者,分别测定心功能及血液流变学指标,结果可见:气虚型主要表现为血流动力学的改变,血瘀型主要表现为全血黏度方面的改变。血瘀型与气虚型甲襞微循环异常属中度灌注不良以上者,分别为 77.7%、35.7%。血瘀型显著高于气虚型,提示微循环的改变是血瘀型的病变基础。

目前,还有些学者应用血液流变学研究活血化瘀药物的作用和血瘀证的机制。血液流变学主要研究血液流动和变形的特性,即流变性、凝固性及心血管的黏弹性。它们不仅是微血流流动状态变性的定性指标,也可转换成量度血液从一种流动状态变为另一种流动状态的定量指标,这种定量指标之一就是血液黏度。

血液黏度增高与全血比黏度、全血还原黏度、血浆比黏度、红细胞压积、红细胞电泳时间及纤维蛋白原的改变有关。梁子钧等认为血瘀患者因血液变稠变黏,而引起了血液流变学的改变,结果使循环血量减少和外周阻力增高。

总之,血瘀证反映的是循环代谢障碍性疾病的病理概念。可以认为,微循环障碍是血瘀证病理诊断的一个重要指标。

二、活血化瘀法的临床应用

血瘀证的病因、兼证比较复杂,按照辨证论治的原则,活血化瘀法有时需要与清、补、温、攻等法联用。兹简介如下。

(一)活血化瘀药与清热解毒药配伍

肺心病出现微循环障碍证候,如口唇发绀、舌青、舌系带两旁静脉迂曲,兼有发热、急性感染时,用丹皮、赤芍、川芎等活血化瘀药,配金银花、连翘、黄芩、鱼腥草等清热解毒药。

（二）活血化瘀药与扶正固本药配伍

1. 益气活血

冠心病瘀血证的形成多与正气虚衰、帅血无力、血行不畅、瘀阻脉络有关。治疗用益气活血方（黄芪、党参、五味子、麦冬、丹参、川芎、红花、赤芍、郁金、石菖蒲、甘草）。对照组用活血化瘀方（上方去黄芪、党参、五味子、麦冬），其结果，治疗组在解除冠心病心绞痛以及改善全身症状方面，明显优于对照组。

2. 补血化瘀

有的患者瘀血与血虚并见，使用活血化瘀法治疗时，以当归补血汤（当归、黄芪）为基本方加味。

3. 养阴活血

在活血化瘀药内加熟地黄、阿胶、玄参、石斛、麦冬、天冬等养阴药。

（三）散寒祛瘀

将温经散寒药与活血化瘀药同用。如产后恶露不行用生化汤，即在当归、川芎、桃仁、炙甘草、童便、黄酒等几种活血化瘀药以外，加用祛寒的干姜。

（四）攻下祛瘀

治疗实证，以攻下法与活血法同用为宜，如大黄牡丹汤、抵当汤（丸）等。

（五）活血凉血

流行性脑膜炎、败血症、流行性出血热等，在气血两燔阶段，可用活血凉血之清瘟败毒饮，配用丹皮、赤芍、丹参。

（六）行气祛瘀

以理气疏肝或行气宽中为主，如血府逐瘀汤。

（七）活血软坚

笔者单位用软坚糖浆治疗肝硬化，药用丹参、赤芍、生牡蛎、炙鳖甲、三棱、莪术等。

（八）活血止血

对血瘀证有出血倾向者，活血不宜过度，宜在止血基础上活血，否则可引起出血加重，常用止血药有三七、地榆、茜草、蒲黄、旱莲草。

（朱起贵）

血瘀证与微循环障碍

微循环是当今广泛研究的课题之一。近年来认识到许多急性和慢性疾病与微循环障碍有密切关系,而且用改善微循环方法,尤其是运用祖国医学活血化瘀法,对于某些疾病取得了满意疗效。为了进一步认识由于微循环障碍所致的病证(血瘀证)及改善微循环的治法(活血化瘀法),本文谈谈这方面的科研及医疗进展。

1. 血瘀证与活血化瘀法研究的现状

血瘀证是祖国医学辨证论治的一个重要组成部分,活血化瘀法在国内的临床应用及研究工作中一直是活跃的领域。我国先后召开了三次全国活血化瘀学术会议,总结了许多经验,制订了血瘀证诊断标准,列举了常用的活血化瘀药物、活血化瘀法治疗一些疾病,如冠心病、心绞痛、急性心肌梗死、脑血栓形成、消化性溃疡、慢性肠炎、慢性胃炎、糖尿病、宫外孕、脑血管意外后遗症、神经根粘连、硬皮病、烧伤瘢痕疙瘩、角膜白斑、血栓闭塞性脉管炎、肠粘连等百余种疾病,收到不同程度的疗效。在基础研究方面,国内学者把微循环与活血化瘀法结合起来研究,一般认为,血瘀证相当于微循环障碍的症状,活血化瘀法可疏通微循环,并用血液流变学等方法来探讨活血化瘀的作用原理,这些将有助于认识血瘀证的实质,提高对某些疾病的认识与疗效,使医学推向前进,这也是中西医结合点之一。

国外特别是日本近年来医学界把血瘀证及活血化瘀法作为重点进行研究,从临床及实验等方面进行工作,对我国的研究结果也进行重复研究,如川芎的抗血小板聚集功能,当归的免疫功能等。

2. 血瘀证与微循环的关系

正常人血在脉中循环,"流行不止,环周不休""如水之流""行有经纪",则病不得生。血瘀证表现为血行失度或血脉不通,即血瘀滞不行,血凝而不流,或失去了"行有经纪"之常度,变为离经之血。临床表现有固定性疼痛、绞痛或腹痛拒按,面色暗黑,舌质紫暗,或舌体见散在瘀点,舌下静脉曲张瘀血,皮肤黑斑,肌肤甲错,面颊及肢体见红丝赤缕(蜘蛛痣),肝掌,青筋暴露,癥瘕积聚,出血,月经不调,黄疸,咳喘,肢体麻木或偏瘫,脉涩、结代或无脉等。

微循环是循环系统的最基本结构,微循环的正常功能是保证全身各组织养料的运送和废物排出的基础。故其病变既影响血液循环,又可引起代谢功能紊乱。微循环障碍可由于感染、创伤、休克等因素所致的广泛或局部微循环血流速度变慢所致。由正常的线状流变成粒状、断线状流,甚至出现微血栓、广泛凝血和血液暂停等病理现象,以及由此引起的全身或局部代谢紊乱,组织器官缺血、缺氧,代谢产物堆积,进而导致心、脑、肺、肾等组织器官病变。

实验观察血瘀证患者,有微循环的改变,包括:① 微血管痉挛或变形;② 血液流变性异常,如微血管内红细胞聚集,血液瘀滞,进而可出现血栓形成或微血管内液体渗出及出血。这些微循环异常改变,并非同一血瘀证患者可同时见到,其出现的频度常和血瘀程度有密切关系。

例如紫舌是血瘀证诊断征候之一,据陈泽霖等报告:紫舌有微循环障碍和血流缓慢的特征,实验室检查示血细胞压积、全血黏度、血浆黏度增加,红细胞电泳缓慢,此四项 $P<0.05$,纤维蛋白原增加($P<0.05$)。说明紫舌的血液黏度浓聚化是存在的。另有人报道青紫舌微循环呈明显瘀滞,蕈状乳头不清晰,乳头缩小,乳头边缘至微血管间距明显扩大,从现代医学机理来看,病邪入里使乳头组织代谢弛缓,细胞退化变形,微血管壁损伤,微血管丛结构消失,部分残留血管扩张增粗,血液流动缓慢,缺氧加重,组织与细胞丧失物质交换能力,微血管局部改变可波及全身引起多种其他病理改变,因此肉眼见舌质青紫,病理上则反映疾病处于较严重状态。

从某些病种观察微循环改变。南京市第二医院观察病毒性肝炎及肝硬化 101 例甲襞微循环,在急性肝炎 63 例中,甲型肝炎 38 例,乙型肝炎 25 例,甲襞微循环异常 40 例,占 63.5%。慢性迁延性肝炎检查了 8 例,异常有 6 例,占 75%。慢性活动性肝炎检查了 14 例,异常有 9 例,占 64.3%。肝硬化检查了 9 例,异常有 8 例,占 88.9%。亚急性重型肝炎检查了 5 例,均异常。其异常按急性肝炎、慢性肝炎、肝硬化、亚急性重型肝炎之顺序呈规律性递增,与有关文献报道相符,可见甲襞微循环障碍程度因临床疾病型别不同而各异。

在具有血瘀证候的缺血性脑血管疾病患者中,发现有明显的甲襞微循环障碍,表现为血流缓慢、血细胞聚集、血流态呈粒状,有的可见渗出或出血。对具有血瘀证的硬皮病、反复发作的心绞痛、陈旧性心肌梗死、系统性红斑狼疮、流行性出血热等患者的甲襞微循环检查中亦发现上述变化。

综上所述,可见血瘀证是中医学对循环代谢障碍一类疾病的病理概念。血瘀证与全身和局部微循环障碍有着密切关系,微循环障碍可表现在不同疾病的不同阶段,也可累及不同部位。如血瘀证患者出现的青紫舌、面颊及肢体红丝赤缕(蜘蛛痣)、内脏固定性疼痛、出血、发绀、肿块等表现,都是不同部位微循环障碍的不同表现形式,所以可认为微循环障碍是血瘀证病理学上的一个重要指标。

3. 活血化瘀药的临床疗效及实验研究

活血化瘀药多有改善微循环、增强血液的流动和降低血液黏度等作用,表现在服活血化瘀药后,血小板聚集性下降,冠状循环指数增加,甲襞微循环中缓慢的血流增快,血细胞聚集减轻。活血化瘀药较多,如丹参、赤芍、当归、川芎、桃仁、红花、鸡血藤等。活血化瘀方药不下百种,它的作用是多方面的,有止血、疏通经络、破癥散结、祛瘀生新等多种作用。治疗病种较多,兹举弥散性血管内凝血(以下简称 DIC)为例,DIC 临床表现为出血、血栓形成、溶血、休克、组织坏死或器官功能衰竭等综合征。中医认为 DIC 的证候有皮肤发斑、便血、呕血、衄血，舌质紫暗、淡暗或有瘀斑，属血瘀证范畴。按辨证选用相应的活血化瘀法则治疗。天津市第一中心医院报道以血府逐瘀汤为主加减治疗 DIC 22例,治愈 16 例(72.7%),好转 1 例(4.6%),死亡 5 例(22.7%)。此方治疗急性 DIC 的依据是气滞血瘀,气行血行,方中以桃仁、红花、当归、川芎、赤芍着重于活血,柴胡、桔梗、枳壳、牛膝着重于理气。祖国医学认为"瘀血不去……血不循经"而出现出血,当出血时单纯止血是治标,活血是治本,故血府逐瘀汤是通过理气活血达到化瘀止血的目的。

活血化瘀药较多,不能详细列举,仅就丹参一味药略述于下。丹参的活血化瘀作用原理,已有很多研究。上海第一医学院病理生理教研组报道,以高分子右旋糖酐造成微循环障碍动物模型,而后设实验组(丹参治疗组)与对照组,分别注射生理盐水及丹参注射液,产生不同结果。丹参注射液则有明显的改善外周微循环障碍的作用,表现为血液流速显著加快,毛细血管网开放数目明显增多,红细胞有不同程度的解聚。关于对脑血流的影响,长海医院神经科发现丹参对软脑膜微循环障碍有明显改善作用,表现为用药后,脑血流速度显著增快,血液流态有明显改善,血细胞聚集有不同程度的解聚,尤其是血流速度增快在所有的实验动物中均较明显。

近年来丹参的临床应用范围也有扩大,并不限于治疗心血管疾病,对一些具有血瘀证的疾病均可用,如对慢性肝炎、瘀胆型肝炎、重症肝炎、流行性出血热等,略举几个病的疗效于下:用复方丹参注射液治疗 20 例冠心病心绞痛患者,临床症状、血液流变学及心电图改善转阴率达 85%。

丹参静脉点滴治疗瘀胆型肝炎 20 例,治法:丹参注射液 1 g/mL,由 8 mL 开始,渐增至 20～30 mL 加入 10%葡萄糖液中静脉点滴,用药 2 周左右,黄疸消退较快,笔者认为丹参对瘀胆型肝炎的疗效机制可能是通过改善肝微循环,从而促进肝细胞胆汁分泌功能的恢复,调节胆盐泵的功能及胆小管转移系统的紊乱,有利于恢复胆小管微绒毛机能障碍而起作用的。

4. 结语

微循环障碍是许多疾病的中间环节,活血化瘀药通过改善微循环,达到异病同治的目的。微循环与血瘀证和活血化瘀法的结合系微观与宏观的统一。微循环观测可作为血瘀证诊断方法的一项重要指标。活血化瘀法多有改善微循环的功能,显示有增强血液流动性和降低血液黏度的作用,因此,观测微循环的改变及血液流变学指标,可作为用活血化瘀法后的疗效判定。本文还举出活血化瘀法及单味中药丹参的作用及疗效,看来此法作为综合治疗措施之一,对于提高危重病的治疗效果方面,可能开辟一条新途径。

参考文献

[1] 陈泽霖,胡庆福.青紫舌的综合研究[J].医学研究杂志,1984,11:34.

[2] 陈泽霖,陈梅芳.舌诊研究[M].2 版.上海:上海科学技术出版社,1982.

［3］欧阳武智,汪向红.病毒性肝炎及肝硬化 101 例甲襞微循环观察及分析［J］.微循环学杂志,1992,2(1):23-24.

［4］上海第一医学院病理生理教研组微循环研究组.丹参治疗微循环障碍的实验研究［J］.中华内科杂志,1977,2(4):207.

（朱起贵　朱建红）

活血化瘀法对微循环的作用

活血化瘀法是中医常用治法之一,活血化瘀法治疗血瘀证取得了确切效果。这方面研究的成果丰硕。而血瘀证存在微循环障碍,活血化瘀法可改善微循环障碍,这可作为治疗血瘀证疗效的标准之一。本文综述常见活血化瘀方药对某些疾病合并血瘀证者,有明显改善微循环功能的作用。

1. 微循环概念

中医对微循环的认识:中医认为血液循经脉环周不休地流动,《灵枢·邪气脏腑病形》中"经络之相贯,如环无端",指出血流是在一个相对密闭的管道系统中。古代中医典籍对微循环已有详细描述。《灵枢·经脉》云:"经脉十二者,伏行分肉之间,深而不见……诸脉之浮而常见者,皆络脉也。"《灵枢·脉度》云:"支而横者为络,络之别者为孙。"张介宾《类经》云:"经脉直行深伏,故裏而难见,经脉支横而浅,故在表面易见,络之别者为孙,孙者言其小也,愈小愈多矣,凡人遍体细脉,即皆肤腠之孙络也。"这些关于微循环的描述详细又形象。孙络(或称孙脉、细脉、浮脉)相当于微循环。此孙络无计其数,由曲线状逐渐延伸扩大为面状弥散。这可加强经脉气血和躯体脏腑组织之间的密切联系,并供给营养成分,并进行新陈代谢。这与现代医学对微循环的认识是一致的,现代医学认为微循环是血液循环系统的末梢部分,是指微血管网络中的微动脉、微静脉之间的血液循环,它和淋巴管一起组成微循环的功能单位,是循环系统中最基本的结构,负担血液流通、分布和组织灌注,是身体各脏器的组成部分,直接参与组织细胞的营养供给、新陈代谢、氧气和各种物质交换等活动。

2. 活血化瘀方药对微循环的作用

研究者常通过观察微循环的变化,并用血液流变学等方法来探讨活血化瘀药的作用原理,这既可以提高对某些疾病的认识与疗效判定,又有助于认识血瘀证的实质,使医学推向前进,这也是中西医结合点之一。活血化瘀方药,如川芎、丹参、当归等对某些疾病改善微循环功能的作用举例如下。

(1)川芎嗪对血虚血瘀型大鼠模型肠系膜淋巴微循环的影响:试验结果表明血瘀发生时,微淋巴管口径变细,收缩性指数降低,提示淋巴微循环障碍,当经川芎嗪注射两次后,肠系膜微淋巴管口径明显扩张,淋巴管自主收缩频率明显增强。

(2)丹参注射液对脑出血患者甲襞微循环的影响:脑出血患者存在高凝状态,故用活血化瘀法治疗,使用丹参注射液注射,使用前及治疗 15 天后观察甲襞微循环,并与对照组(不用丹参注射液)比较。结果:甲襞微循环变化以血管囊状扩张,深浅静脉粗细不均,细静脉和毛细血管红细胞集聚等改变明显,丹参注射液治疗组较对照组明显改善甲襞微循环。

（3）丹参注射液可增加冠状动脉血流量,陈士良等用微米缩窄器复制犬冠状动脉左前支狭窄模型,向冠状动脉内恒温灌注丹参注射液,可使冠状动脉阻力下降,血流量增加,心肌供氧增加,耗氧减少。灌注 30 min 后,心肌收缩力增强,冠状动脉压增高,提示丹参注射液可直接扩张冠状动脉血管口径,增加心肌供氧,改善缺血区血液循环,从而增强心肌收缩功能。

（4）当归注射液治疗血瘀证大鼠,发现可改善大鼠的淋巴微循环障碍。

（5）通心络对脑梗死患者血液流变性及甲襞微循环的影响:通心络主要由人参、水蛭、全蝎、土鳖、蜈蚣、赤芍、蝉蜕、冰片等组成,具有益气活血、通络止痛等作用。将 60 例脑梗死患者随机分为治疗组和对照组,每组 30 例,两组患者均同时口服阿司匹林肠溶片100 mg,潘生丁 25 mg,3 粒/日,尼莫地平 20 mg,3 粒/日,治疗组加服通心络 3 粒/日,13~15 日为一个疗程。结果:治疗组血液流变学各项指标值均明显下降。两组治疗后,指标对比分析示治疗组明显优于对照组。治疗组甲襞微循环、血流速度、流态等均显著改善,经统计学处理,治疗组明显优于对照组。

许多疾病往往出现气滞血瘀或久病气虚血瘀症状,而血瘀证与微循环障碍密切相关,微循环障碍是许多疾病的中间环节,活血化瘀药通过改善微循环,达到异病同治的作用。临床在辨证论治的基础上,配合用活血化瘀药可提高治愈率。

参考文献

[1] 张学锋,刘艳凯,牛春雨,等.川芎嗪对血瘀大鼠肠系膜淋巴微循环的影响[J].微循环学杂志,2004,14(2):8-10.

[2] 赵晓晖,顾承志,黄怀宇.丹参注射液对脑出血患者甲襞微循环的影响[J].微循环学杂志,2003,13(1):27-30.

[3] 陈士良,武效宏,王小冬.复方丹参注射液对缺血区冠脉微循环的影响[J].中国临床医学,2005,3(5):13-16.

[4] 刘艳凯,张学锋,姜华,等.当归注射液对血瘀证大鼠肠系膜淋巴微循环的影响[J].中国中西医结合急救杂志,2003,10(6):333-336.

[5] 黄怀宇,顾承志,黄志东,等.通心络对脑梗塞患者血液流变性及甲襞微循环的影响[J].微循环学杂志,2003,13(2):41-42.

（朱建红　朱起贵）

肝病血瘀证治（专家笔谈）

1. 血瘀的含义

血瘀是指血流不畅或血不归经所致的血液循环障碍。《伤寒论》将瘀血称之为"蓄血"，《寿世保元》称之为"宿血"。古代中医文献还有干血、死血、恶血、毒血、败血等名称。血瘀有狭义和广义之分。大凡气滞血瘀，或瘀滞不畅之血为狭义的血瘀；《证治准绳·蓄血篇》云："百病多由污血者生。"故污秽有毒之血称为广义的血瘀。

2. 血瘀是慢性肝病的主要病机

肝为风木之脏。《素问·脏气法时论》云："合春生之气，主生发。""肝主疏泄，调节全身气机，使调达舒畅。"《素问·五脏生成篇》王冰注云："肝藏血，心行之，人动则血运于诸经，人静则血归于肝藏，肝主血海故也。"说明肝脏具有藏血和调节血量的功能，是维持血液在经脉中正常运行的重要脏器。

在病理状态下，由于湿热、情志、劳倦等多种原因，导致肝郁气滞、血行不畅、血脉瘀阻，形成肝病血瘀证。正如叶天士所说："初病在气，久病入血""初病在经，久病入络""大凡经主气，络主血，久病血瘀。"

慢性肝病常有黄疸、胁痛、积聚、臌胀等症状，血瘀是这些症状的主要病机，试分析如下。关于黄疸，多由湿热引起。《张氏医通》云："诸病虽多湿热，然经脉血瘀，无不瘀血阻滞也。"朱丹溪云："血受湿热，久必凝浊。"关于胁痛，《灵枢》云："邪在肝则两胁中痛……恶血在内。"《丹溪心法》曰："胁痛，有死血，按之益甚也。"关于积聚、臌胀，《灵枢·邪气脏腑病形》云："肝脉……微急，为肥气在胁下，若复杯，肝瘀血日久，痞块渐大，脉络瘀阻，隧道壅塞不通，水湿停聚于内，腹部胀大如鼓，甚至青筋显露，形成臌胀。"《医林改错》云："肚大青筋，始终是血瘀为患。"慢性肝病发展到后期，由于瘀血实邪与脏气相搏结，常演变为积聚、臌胀。

3. 肝病血瘀证的诊断依据

根据第二届全国活血化瘀研究学术会议制订的血瘀证诊断标准及《中医证候鉴别诊断学》所描述的肝病血瘀证候，肝病血瘀证的临床表现有以下诸项：①肝区或两胁疼痛（隐痛或刺痛）；②肝脾肿大或有压痛；③毛细血管扩张症、肝掌、蜘蛛痣（红丝赤缕）；④腹壁静脉曲张、食管或胃底静脉曲张；⑤经常齿衄、鼻衄；⑥皮肤黏膜瘀点、瘀斑；⑦呕血、黑便、腹水；⑧肝病面容，肌肤甲错；⑨舌质紫暗，舌上瘀点；⑩脉涩、结代，或无脉。具有以上项目中三项者可诊断为肝病血瘀证。

4. 肝病血瘀证的治疗

慢性肝炎临床分为慢性迁延型与慢性活动型两种证型，后者血瘀证候较明显。故活血化瘀是慢性肝炎常用的治法之一。

《本草纲目》中许多活血化瘀的药物,如当归、川芎、桃仁、红花、芍药、桂枝、丹皮、地黄、益母草、苏木等均为入肝经药。从治疗学的角度说明活血化瘀对肝病治疗的重要性。

肝郁血瘀证的临床表现:胁肋刺痛或胀痛,胁下癥块,红丝赤缕,身目发黄,面色晦暗或黧黑,舌质紫暗或有瘀点,脉弦或涩。病机为久病及血、气行郁滞、血脉瘀阻。治宜行气活血、化瘀消癥。病情轻者用柴胡疏肝散加活血化瘀药,如丹参、赤芍等。病情重者,宜用血府逐瘀汤加减化裁:桃仁、红花、当归、生地、川芎、赤芍、柴胡、枳壳、牡蛎、制鳖甲、甘草。

肝郁血瘀证大多见于慢性肝炎、肝硬化等病。由于病程长,可兼有正虚症状,形成虚实夹杂的局面。虚实之证又有主次轻重之分,临床须辨明患者是以肝郁血瘀为主,还是在正虚基础上,合并肝郁血瘀。只有按症状斟酌用药,方能收到较好疗效。

笔者认为,慢性肝炎的发病机理,常由湿热致病,根据"久病必虚""热毒致瘀"的理论,其病发展规律可归纳为:湿热毒邪入侵→正虚不能抗御外邪→由气入血→肝、胆、脾、胃等脏腑功能失调→血脉受病→肝络瘀阻。病机要点:毒邪是致病的基本因素,正虚是发病和邪气留阻的关键,血瘀是病证的主要特点。故对于慢性肝炎有血瘀证候者,用益气活血解毒法,往往可收到较好疗效。

鉴于慢性肝炎的肝组织常有不同程度的肝纤维化改变,而肝纤维化是肝硬化的前期病理变化,因此及早防治肝纤维化是重要环节。笔者曾对此进行了"益气活血合剂抗牛血清白蛋白免疫性肝纤维化作用的实验研究"并做了临床观察。本实验首次选用牛血清白蛋白免疫性肝纤维化动物模型,其与慢性肝炎所致肝纤维化的发病机理有共同之处,均为免疫复合物形成和沉积等免疫损伤,及免疫调控失常所致肝纤维化。实验方法:用牛血清白蛋白小剂量多次注射大白鼠尾静脉,注射4次后用益气活血合剂灌胃40天(合剂内含黄芪、党参、川芎、当归、白花蛇舌草等益气、活血、解毒之品)。动物实验结果证明,益气活血合剂有促进肝组织血流灌注、防治肝组织损伤、降低肝胶原蛋白含量、提高红细胞清除免疫复合物功能及调整机体体液免疫的作用。临床观察益气活血合剂治疗慢性活动性肝炎28例,肝硬化17例,结果显示:益气活血合剂有改善临床症状、恢复肝功能及软缩肝脾的良好作用。

综上所述,活血化瘀法为治疗慢性肝病血瘀证的常法,但须辨明可能存在虚实夹杂的症状。因为慢性肝炎的发病过程,存在"湿热、毒、虚、瘀"的病机,因此运用益气活血解毒的方法治疗慢性肝炎,方可取得较好疗效。笔者所做的"益气活血合剂抗牛血清白蛋白免疫性肝纤维化作用的实验研究"亦证实益气活血合剂有降低肝胶原蛋白含量、促进肝组织血流灌注、调整免疫功能、防治肝纤维化等作用。

参考文献

[1] 赵金铎.中医证候鉴别诊断学[M].北京:人民卫生出版社,1987.

[2] 方步武,朱起贵,竺稽能,等.益气活血合剂抗牛血清白蛋白免疫性肝纤维化作

用的实验研究[J].中国中西医结合杂志,1992,12(12):738.

[3] 朱起贵,方步武,竺稽能,等.牛血清白蛋白致免疫性肝纤维化动物模型的研究[J].中华病理学杂志,1993,22(2):121.

（朱起贵）

肝病血瘀证与微循环障碍

微循环是各组织器官最小的功能与形态联系单位,为机体循环系统的一个基本结构。微循环直接参与组织细胞与组织液间物质的交换,包括血液循环、组织液循环、淋巴循环等,健全的微循环是保障机体正常生理功能的前提,肝脏疾病与微循环密切相关,肝脏微循环障碍可引起肝病血瘀证。

一、肝脏正常微循环

肝脏微循环是很丰富的,每分钟流经肝脏的血量为 1200～2000 mL,70％来自门静脉,其余由肝动脉供给,门静脉含氧量为 17％～19％,肝细胞的表面直接与肝窦的血流接触,整个肝脏与血浆的接触面有数百平方米。肝小叶由肝细胞组成,而血流通过肝小叶的平均运转时间约 8.4 s,肝小叶虽受营养血管(肝动脉)与功能血管(门静脉)的双重血供,但对血流的改变仍很敏感,肝实质的营养和功能调节依赖肝微循环,肝微循环发生障碍,缺血缺氧时,肝细胞发生坏死。有学者观察活体小鼠正常肝微循环显示,正常肝微循环内血流较快,流动的红细胞因流速快且均匀而成线流,红细胞侧身或变形与白细胞一样均单个地迅速滚过窦状隙,因而很不易看清。

二、肝病血瘀证(肝微循环障碍)的病理表现

慢性肝病常有黄疸、胁痛、肝掌(朱砂掌)、红丝赤缕(蜘蛛痣)等症状,血瘀是这些症状的主要病机。慢性肝炎不治疗可发展为肝硬化,其血瘀证候更多见。病毒性肝炎的微循环障碍可由病毒感染引起,肝窦损害的特征在早期就表现在肝微循环内,电镜可见纤维蛋白覆盖红细胞表面,从而使红细胞表面电位下降,丧失其相互排斥与均匀散布的特点,而互相黏着,一旦红细胞聚集,则使血流缓慢并形成粒流,肝细胞水肿,继而坏死。在急性肝炎时,肝脏血容量和血液流速比正常减少 50％以上,在慢性活动性肝炎的肝脏超微结构中发现肝窦细胞明显增殖,肝细胞膜与血窦之间的氧与营养物质的交换和摄取受阻碍,饶娴宜等通过实验与临床研究证明,肝微循环障碍是病毒性肝炎发病的病理生理基础。

三、肝病血瘀证的治疗

研究表明,慢性病毒性肝炎存在不同程度的肝脏微循环障碍,如肝纤维化形成,微

血管舒缩失调等。其中血栓素 A_2（TXA_2）、前列环素（PGI_2）对其有一定影响，TXA_2、PGI_2 是否保持平衡与多种疾病有密切关系。TXA_2 具有强烈的收缩血管、促血小板聚集作用，其增高引起末梢组织缺血而导致微循环障碍。PGI_2 的作用与 TXA_2 相反，表现为抑制血小板聚集，扩张血管等。有人选用活血法为主的化瘀软肝水煎液，其组成为泽兰、水红花子、赤芍、白芍、丹参、马鞭草、败酱草、丹皮、茵陈、板蓝根、生甘草，对肝纤维化小鼠血浆 TXA_2、PGI_2 变化的影响进行研究，采用昆明小鼠 CCl_4 花生油造模，结果病理组小鼠血浆 TXA_2 明显高于正常组，而 PGI_2 则明显低于正常组（$P<0.01$）；而中药治疗组的 TXA_2、PGI_2 的含量均有明显改善，与病理组比较差异显著（$P<0.01$），且其比值亦接近正常，表明此方能扩张肝脏微血管，抑制血小板聚集，改善血液凝滞状态，从而改善肝脏微循环障碍，是抑制肝纤维化形成的作用机制之一。

鉴于慢性肝炎的肝组织出现不同程度的肝纤维化改变，重者肝组织成为条索状，进而使肝小叶结构改建，假小叶形成发展为肝硬化，引起门静脉高压及肝功能异常等不良后果。而间质的改变导致门静脉高压形成是由于：①中央静脉增厚，增加回流阻力。②肝窦毛细血管化，妨碍了肝细胞与肝窦间营养物质交换而损害肝细胞功能。③纤维间隔扭曲了静脉走向。④肝增生结节压迫肝静脉于僵硬的间隔上，这些可说明纤维化是肝硬化的前期病理变化。肝硬化导致肝内血瘀及门静脉高压，因此及早防治肝纤维化是治疗肝病的重要环节，而活血化瘀治则是防治肝纤维化的常法。

近年来，用活血化瘀等中药治疗肝纤维化已取得一些进展。中国医学科学院血液学研究所经过多年研究，提出中医血瘀主要包括微循环障碍及结缔组织增生和变性，而活血化瘀法能改善血液循环和结缔组织代谢。用活血化瘀法防治肝纤维化，从实验研究到临床治疗均取得了良好的效果。

综上所述，肝病血瘀证与微循环障碍密切相关，活血化瘀为治疗肝病血瘀证的常法。

参考文献

[1] Levy G A，Macphee P J，Fung L S，et al. The effect of mouse hepatitis virus infection on the microcirculation of the liver[J]. Hepatology，1983，3(6)：964-973.

[2] 饶娴宜.肝微循环障碍是病毒性肝炎发病原理的病理生理基础的实验及临床研究[J].临床肝胆病杂志，1988，4：3.

（朱起贵）

肝血瘀阻与肝纤维化关系的临床研究

本文从临床角度探讨肝血瘀阻与肝纤维化的内在联系,揭示肝纤维化的中医本质,为指导临床提供理论依据。共研究了 70 例慢性肝病患者,按中医辨证分为血瘀证组 35 例,非血瘀证组 35 例。并设正常对照组 30 例。对肝纤维化指标血清Ⅲ型前胶原(PCⅢ)、透明质酸(HA)、层黏蛋白(LN)进行了放射免疫法检测,其中 12 例肝病血瘀证患者采用了活血化瘀法治疗 1 个月后,对血瘀程度及肝纤维化指标进行了动态观察。结果表明,治疗前,血瘀证组 PCⅢ、HA、LN 明显高于非血瘀证组($P<0.01$);血瘀程度与 PCⅢ、HA、LN 呈显著正相关($P<0.05$)。治疗后,血瘀计分,PCⅢ、HA 水平均显著降低($P<0.05$),LN 也有所下降,但无统计学意义($P>0.05$)。因此可以认为肝纤维化的中医本质为肝血瘀阻。PCⅢ、HA、LN 可作为肝病血瘀证的微观辨证指标。活血化瘀法是抗肝纤维化的主要治则。

(一)临床资料

1. 诊断标准

西医诊断参照《临床肝胆系病学》及 1994 年世界华人肝病学术研讨会慢性肝炎的诊断标准。肝病血瘀证根据"血瘀证诊断标准"及《中医证候鉴别诊断学》所描述的肝病血瘀证进行诊断,以下临床表现,按每项 1 分进行计分,3 分以上诊断为肝病血瘀证:①肝区或两胁疼痛(隐痛或刺痛);②肝脾肿大或有压痛;③毛细血管扩张症、肝掌、蜘蛛痣(红丝赤缕);④腹壁静脉曲张,食管或胃底静脉曲张;⑤经常鼻衄、齿衄;⑥皮肤黏膜瘀点、瘀斑;⑦呕血、黑便、腹水;⑧肝病面容,肌肤甲错;⑨脉涩、结代,或无脉;⑩舌质紫暗,舌上瘀点。

2. 研究对象

同期门诊及住院的 70 例慢性肝病患者(包括慢性乙型肝炎、肝硬化、肝癌患者),其中男性 56 例,女性 14 例,年龄范围 18~64 岁,平均年龄 35.7±11.2 岁,以上病例均无其他结缔组织疾病,无近期手术史。肝病血瘀证组与非血瘀证组的病例见表 1-2-1。

表 1-2-1 病例选择

分　　组	慢性乙型肝炎	乙型肝炎肝硬化	血吸虫病肝硬化	肝癌	合计
血瘀证组	22	9	3	1	35
非血瘀证组	30	3	2	0	35
合计	52	12	5	1	70

3. 血标本的采集及检测方法

患者入院后,静息状态下空腹平卧静脉采血 3 mL,放于干燥非抗凝管内,37 ℃温水浴半小时后,2000 r/min 离心分离血清,放于干燥试管内,贮存在－40 ℃冰箱内备测。其中 12 例肝病血瘀证患者以血府逐瘀汤加减治疗 1 个月后,采血复查,30 份正常对照标本来自医院职工及学生体检健康者。

血清肝纤维化指标的测定:PCⅢ、HA、LN 均用放射免疫法(RIA)在湖北省中医院同位素室测定。PCⅢ试剂盒由重庆市肿瘤研究所提供,HA、LN 试剂盒由中国人民解放军海军医学研究所提供。检测步骤参照试剂盒使用说明书进行。

(二)结果分析

1. 肝病血瘀证组与非血瘀证组肝纤维化指标的比较(表 1-2-2)

表 1-2-2　两组肝纤维化指标 PCⅢ、HA、LN 的比较($\overline{X}\pm S$)

组　　别	n	PCⅢ/(μg/L)	HA/(μg/L)	LN/(μg/L)
正常组	30	87.00±9.16*△	61.70±48.02*△	93.71±20.35
非血瘀证组	35	200.63±110.48*△	144.89±143.74*△	99.77±15.86*
血瘀证组	35	346.94±174.73△	469.54±218.37△	129.22±41.02△

注:* 与血瘀证组比较 $P<0.01$,△ 与正常组比较 $P<0.01$。

由表 1-2-2 可见,非血瘀证组与血瘀证组 PCⅢ、HA、LN 比较,经 t 检验两组间具有显著差异($P<0.01$);非血瘀证组 LN 与正常组比较无显著性差异,两组病例 PCⅢ、HA 均较正常组高($P<0.01$)。

2. 肝血瘀阻程度与肝纤维化指标的相关性分析

将全部病例按肝血瘀阻症状计分,分别判断血瘀程度与 PCⅢ、HA、LN 的相关性(表 1-2-3)。

表 1-2-3　血瘀程度与 PCⅢ、HA、LN 的相关分析($\overline{X}\pm S$)

肝血瘀阻计分	n	秩次	PCⅢ/(μg/L)	HA/(μg/L)	LN/(μg/L)
0 分	4	1	193.00±49.54	85.25±64.64	83.42±10.78
1 分	10	2	144.40±53.76	97.30±113.8	96.96±15.91
2 分	21	3	228.86±129.04	178.90±160.09	104.71±14.75
3 分	19	4	292.21±140.31	451.47±236.07	121.40±41.92
4 分	11	5	403.09±172.45	516.18±213.08	141.60±13.05
≥5 分	5	6	427.40±231.13	435.60±179.18	126.50±55.55

表 1-2-3 结果提示,肝血瘀阻计分与 PCⅢ、HA、LN 经等级相关性分析均呈显著相关($P<0.05$),每个指标的组间差异经 F 检验 P 值<0.05,(F、PCⅢ$=5.156$,F、HA$=47.417$,F、LN$=4.367$),有非常显著差异。

3. 活血化瘀法对肝纤维化的影响

通过对 12 例肝病血瘀证患者(其中慢性乙型肝炎 9 例,血吸虫病肝硬化 2 例,乙型肝炎肝硬化 1 例)采用血府逐瘀汤加减为主治疗 1 个月后复查 PCⅢ、HA、LN,并记录血瘀证改善情况(表 1-2-4)。

表 1-2-4 12 例肝病血瘀证患者治疗前后 PCⅢ、HA、LN 及血瘀计分($\bar{X}\pm S$)

项 目	血瘀计分	PCⅢ/($\mu g/L$)	HA/($\mu g/L$)	LN/($\mu g/L$)
治疗前	3.54±0.65	337.36±217.80	446.73±470.07	108.25±29.74
治疗后	2.05±0.48	263.73±217.61△	158.55±158.19△	96.240±34.66

注:△$P<0.05$。

以上结果表明:活血化瘀法在改善血瘀的同时 PCⅢ、HA 均有所降低($P<0.05$);LN 也有一定程度下降,但无统计学意义。

(三)讨论

1. 肝纤维化与血清学指标的评价

众所周知,目前常规肝功能检测无法诊断肝纤维化或早期肝硬化,迄今主要依靠肝活检,但其为创伤性检测,难以普遍开展,而且肝活检常用的是较安全的 Menghini 一秒钟肝穿刺针,此针易滑过较硬的肝纤维组织,而有选择性地采集较软的肝实质,较小的肝标本具有较大的取样误差,无法准确地判断肝纤维化的活动程度,更难以动态观察。因此肝纤维化的血清学诊断指标为近年来国内外学者探讨的重点。通过大量的临床观察并与肝活检对照,证实 PCⅢ 为反映肝纤维化较客观的指标,且不受肝脏炎症、坏死的影响,优于 PⅢP。HA 是结缔组织基质的主要成分,参与形成蛋白聚糖多聚体,在细胞黏附、器官形成、创伤愈合、肿瘤的发展和血管形成中起重要作用。HABP 免疫组化研究表明,HA 在正常人肝内分泌较为稀散,仅在门静脉区间质和肝小叶中央静脉周边结缔组织中有分布,肝窦内缺乏。近年来发现 HA 在肝脏内代谢,由肝组织内间质细胞(纤维母细胞)产生,并由淋巴循环进入血液,肝损害时间质细胞合成 HA 增高,可能系坏死的碎片刺激库普弗细胞活性,再刺激肝 FSC 合成 HA,同时累及内皮细胞功能,摄取与分解 HA 能力下降,门静脉高压形成时,门静脉分流,肝脏对 HA 的清除减少。因此 HA 水平随着肝脏病损加重而增加,与血清 PCⅢ 呈正相关,在预测肝硬化方面比 PCⅢ 更敏感。LN 是基底膜的特有成分,在肝内主要由内皮细胞和 FSC 合成。在正常肝组织中肝窦 LN 含量很少,但在肝纤维化时,其合成增加,LN 和 Ⅳ 胶原结合沉积在 Disse 间隙形成内皮基底膜,呈毛细血管化,这样既妨碍了肝细胞与肝窦之间各种营养物质的交换,又产生了门静脉高压,其在反映肝硬化程度上与 PCⅢ 相似,在诊断门静脉高压方面有其特殊的意义。

作为反映肝纤维化的各种标志物,PCⅢ、HA、LN 其机理各有不相同,三者联合互补,众多学者认为这三者是较为客观的临床依据。近年来放射免疫技术的应用也保证了测试的精确度。

本课题研究证实,反映肝纤维化-肝毛细血管化的血清学指标 PCⅢ、HA、LN 在血瘀证组与非血瘀证组间存在非常显著差异($P<0.01$),而且与肝血瘀阻程度呈正相关($P<0.05$),由此可知 PCⅢ、HA、LN 可作为判断慢性肝病肝血瘀阻程度的客观指标。

2. 肝血瘀阻与肝纤维化的关系

由于"肝藏血"和"主疏泄",血流通畅赖肝木之条达。肝受病则气先郁滞,继而脉络阻滞,久则成瘀,"瘀血在经络脏腑之间,则结为癥瘕"。肝病易致血瘀,而且是从量变到质变的过程。随着病情的进展,血瘀症状逐渐出现并加重,现代研究已证实在各型肝炎中的血瘀症状,如肝脏微循环的观察表明,一般轻型肝炎仅出现肝脏微循环障碍,而重型和慢性肝炎中度患者则见急性和慢性、局部和全身的微循环障碍,并提出肝微循环障碍是病毒性肝炎发病的病理生理基础,及用活血化瘀药为主进行治疗的主张。

(四)结语

为了证明肝血瘀阻与肝纤维化的密切相关性及肝纤维化指标 PCⅢ、HA、LN 是肝病血瘀证的客观指标,我们对肝病血瘀证患者采用活血化瘀经典方——血府逐瘀汤治疗,动态观察发现,治疗后血瘀症状改善的同时,PCⅢ、HA 显著下降($P<0.05$),LN 也有一定下降,但差异无统计学意义。研究证实活血化瘀药有抗肝纤维化的作用,尤其是早期防止肝胶原增生具有明显的效果,因此,活血化瘀法是抗肝纤维化的主要治则。

(茹清静　朱起贵)

朱起贵治疗肝病血瘀证的经验（老中医心法）

朱起贵教授从事中西医结合临床和教学工作60多年,善用中医药治疗肝病,现将朱教授部分临床心得整理如下。

（一）肝病血瘀证的机理

肝主疏泄,具有藏血和调节血量的功能,是维持血液在经脉中正常运行的重要脏器;肝属木,性喜条达,湿热、情志、劳倦等因素均可致肝郁气滞、血行不畅、血脉瘀阻,形成肝病血瘀证。慢性肝病发展到后期,由于瘀血、实邪与脏气相搏结,常演变为积聚、臌胀。

（二）肝病血瘀证的治疗

朱老认为,血瘀见于多种肝病,其严重程度排序:肝硬化＞慢性肝炎（重度或中度）＞慢性肝炎（轻度）＞急性肝炎。故活血化瘀是慢性肝病常用的治法之一。形成血瘀证的病因如下:①气滞:气滞不能行血。②气虚:气虚推动无力。③热邪:热邪蒸熬致瘀。④寒邪:寒凝致血瘀。⑤外伤。故须据其病因,采取辨证论治,分别取清热之法、温阳之法、补虚之法。有兼夹之证者,多法联用。

1. 活血化瘀药与清热利湿药配伍

（1）对急性肝炎有黄疸者常用茵陈蒿汤,病程短者用赤芍、川芎、丹参等活血化瘀药与之配合,病程长、体质较强者,可加通经活络的穿山甲、水蛭、虻虫、土鳖虫,大便干结者加桃仁、红花。

（2）瘀胆型肝炎,黄疸持久难退多为肝络瘀阻,可于辨证处方中加大赤芍用量到40～60 g。未发现副反应且退黄效果更佳。

（3）重症肝炎患者,均有黄疸,中医称为急黄,起于热毒炽盛,损伤津血,邪陷心包或湿热蒙蔽清窍,故出现发热、神昏、谵语,若热入血分灼伤络脉,则见出血现象。治宜清热解毒,凉血活血,急用茵陈、黄连、栀子、生地、丹皮、丹参、犀角（或水牛角）、赤芍等,可随证加减,血瘀便秘可加桃仁、大黄各 10 g,红花 6 g,或用黄芩、大黄、芒硝、桃仁各 12 g 水煎取浓汁 150 mL 加食醋 30～40 mL 保留灌肠,食醋可使中药煎剂呈酸性,以避免肠腔呈碱性环境而诱发肝昏迷。

2. 活血化瘀药与扶正固本药同用

（1）养血活血:慢性肝炎患者常兼有脾虚、肝郁及血虚之象,用柴胡 8 g,黄芪、白术、当归各 10 g,白芍、茯苓、白花蛇舌草、板蓝根、太子参各 15 g,三棱、莪术各 12 g,效果较好。

（2）养阴活血：慢性肝炎兼阴虚者，一般为肝肾阴虚，宜用一贯煎加丹参、赤芍各20 g，川芎10 g等活血化瘀药，亦可用六味地黄丸加活血化瘀药。

（3）散寒祛瘀：常用于阴黄患者，以温化寒湿配合养血活血药，可用茵陈术附汤加当归10 g，丹参、赤芍各20 g。

（4）活血软坚：慢性肝炎后期可出现肝硬化、脾肿大，宜用黄芪、党参、川芎、生牡蛎、制鳖甲各15 g，当归8 g，三棱、莪术各10 g等，以益气活血，软坚散结。

（5）活血、疏肝行气：慢性肝病，肝脾肿大而刺痛者，为气滞血瘀较重之象。朱教授常以生地15 g，桃仁、当归、川芎各10 g，红花6 g，赤芍20 g活血化瘀；牛膝10 g通血脉，引瘀下行；柴胡8 g疏肝解郁；枳壳、枯梗各10 g开胸行气；甘草6 g调和诸药，综观全方气血兼顾，气行则血行，气血流畅则瘀去新生。

（6）活血止血：有出血倾向者，在活血药的基础上加用止血之品，常用的止血药有三七、茜草、旱莲草等。

3. 分型论治

根据辨证，选择活血化瘀药：根据寒热、虚实、阴阳、气血的不同，辨证论治。选用活血化瘀药的规律，已如上述，下面介绍的是朱教授用药的经验。

（1）选药精当，用量灵活

肝区疼痛较重者加蒲黄、五灵脂、延胡索活血化瘀止痛。体质强实者，选加三棱、莪术、桃仁、红花化瘀通络。病程日久，根据"久病入络"的原则，选用穿山甲、水蛭、虻虫、土鳖虫等；兼出血者，用丹皮、赤芍、旱莲草、茜草、三七等凉血、化瘀、止血；大便稀或次数多者不用桃仁，因桃仁除能活血外，还有润肠作用。关于用药剂量，朱教授认为，川芎、蒲黄、五灵脂、乳香、没药、延胡索、三棱、莪术、穿山甲、水蛭、虻虫、土鳖虫用量均为10 g，当归8～12 g，丹参15～20 g，赤芍15～60 g，三七3 g，茜草10 g，旱莲草10～20 g。

（2）顾护正气，标本同治

朱教授认为肝病常由湿热所致，病情迁延日久而成慢性，根据"久病必虚""热毒致瘀"的理论，将肝病发展规律归纳为湿热毒邪入侵，正虚不能抗御外邪，致肝、胆、脾、胃脏腑功能失调，血脉受病，肝络瘀阻。毒邪是致病的因子，正虚是发病和邪气留阻的关键，血瘀是病证的主要特点。

对慢性肝病的血瘀患者，曾治以自拟益气活血合剂，具体药物有黄芪、党参、赤芍、川芎、当归、白花蛇舌草等益气活血解毒之品，方中健脾活血解毒之品能提高细胞免疫功能及调节体液免疫，并具备保护肝细胞，促进肝细胞再生，抑制肝纤维化或清除病毒的作用。

（叶少华　李晓东　等）

第二章 临床实践

第一节 肝 病 篇

黄疸治疗五法

黄疸之病因不外湿、热、毒、虚、瘀五种。其中湿邪为病机之关键,正如《金匮要略》云:"黄家所得,从湿得之。"兹就个人经验,谈谈黄疸治疗五法,现分述于下。

一、清热利湿法

适用于湿热郁阻中焦之阳黄。症见目黄鲜明如橘子色,身热烦渴或心中懊侬而热,口渴、胸闷,腹满痛、不欲食,小便黄赤短少,脉弦数或洪滑,舌苔黄腻或白腻。药用茵陈30 g(后下),炒栀子10 g,大黄10 g,郁金10 g,茯苓15 g,车前子15 g,白术10 g。本方曾治疗阳黄(急性黄疸型肝炎)185 例,有效率99%,肝功能恢复正常平均约为30 天。

二、清热泻下法

适用于热盛里实之阳黄。张仲景治黄疸方有茵陈蒿汤、栀子大黄汤、大黄硝石汤等,均用大黄,取其攻下泻热作用。笔者曾用此法治疗阳黄,药用黄柏12 g,炒栀子10 g、大黄10～15 g(后下),芒硝15～30 g(冲服),每日1 剂,浓煎150 mL,清晨一次服完。此方曾治疗阳黄(急性黄疸型肝炎)42 例患者,其治愈率83.3%,黄疸指数降到正常平均为11.5 天,谷丙转氨酶(GPT)恢复正常平均为24.5 天。此方服后当天大便可增至五次左右,医者与患者不必惊慌,此乃湿热欲去之佳兆。

三、清热解毒、凉血开窍法

此法用于急黄(或称瘟黄),是阳黄之重症。症状:得病骤然发黄,治之十日以上,反剧,发热,烦躁,尿短赤,甚则腹满气急,呕血便血,嗜睡昏迷,病情危重。病机分析为热毒炽盛,损伤津液,累及营血,或湿热内蕴,蒙蔽清窍。治法:清热解毒、凉血开窍。药用犀角、生地、茵陈(后下)、丹皮、赤芍、丹参。腹胀加枳实、大腹皮;便秘加大黄(后下)、芒硝(冲服);衄血、便血、肌肤瘀斑加地榆炭、侧柏炭;神昏谵语,用安宫牛黄丸(或醒脑静注射液),或至宝丹。举一医案于下。

熊某,女,14岁,于8月13日入院。诉呕恶、胸闷、心慌10天,身、目、尿黄一周,伴头晕乏力,门诊查肝功能:黄疸指数50 U,谷丙转氨酶200 U/L以上;尿三胆均阳性。心电图:窦性心动过速,T波改变。检查:肤目黄染,舌质红,苔白腻,脉细,肝触及,质软有压痛。入院当天患者嗜睡,时有呻吟,纳呆,精神差,神志恍惚,继而哭闹,呼之不应,烦躁不安,尿失禁。翌日进入肝昏迷,瞳孔散大,对光反应迟钝。肝功能:黄疸指数80 U,谷丙转氨酶200 U/L以上,白蛋白/球蛋白0.91/1。HBsAg阳性,抗HBc>1/100。中医诊断:瘟黄。西医诊断:急性重症病毒性肝炎(乙型)伴肝昏迷,心肌受损。用清热利湿活血法。茵陈30 g(后下),栀子10 g,大黄10 g,板蓝根15 g,竹茹15 g,茯苓15 g,郁金10 g,泽兰15 g,丹参10 g,藿香10 g,炒二芽各20 g。8月15日鼻饲流汁及中药汤剂,继用上方加芳香开窍药:石菖蒲、佩兰、远志各10 g。配合乙酰谷胺酰胺静脉输液,至8月18日神志转清,后出现腹水征,用利尿剂及支持疗法,腹水消失,食纳增加,肝功能恢复正常。住院43天,治愈出院。随访两年半,肝功能良好,能参加工作。

四、温化寒湿法

此法用于治疗阴黄。证候有面、目、肤黄晦暗如烟熏,畏冷不渴,不欲饮食,大便溏泻,小便不利,甚则腹胀如鼓,脉迟或沉细无力,舌质淡,苔白。病属脾胃虚弱,寒湿内阻。治以健脾胃,温寒去湿。笔者常用茵陈术附汤或茵陈理中汤。

张某,男,30岁,因全身发黄40天,于2月12日入院。深度黄疸,泛吐痰涎,身痒神疲,喜朝墙踡卧,四肢沉重,乏力,便溏,背部凉,胃中冷,苔白腻,脉沉细。腹胀,肝肋下2.5 cm,中等硬度,少量腹水。肝功能:黄疸指数150 U、谷丙转氨酶300 U/L(金氏法)。中医诊断:阴黄。西医诊断:亚急性重症病毒性肝炎。方用附片、干姜以温阳除寒,茵陈、白术、茯苓、泽泻以健脾利湿。服药半个月后,症状明显好转,配合静脉点滴葡萄糖液加维生素C,口服10%硫酸镁10 mL,一日三次。日排稀粪3~4次,腹胀减,食纳增,精神好转。黄疸渐退,自觉身不甚痒,背微恶寒,仍吐痰涎。改用:茵陈30 g(后下)、陈皮、败酱草、姜半夏、白术、党参、枳实、竹茹各10 g,茯苓15 g,水煎服,十剂后,吐涎减少。上方加郁金、姜黄各 10 g 续服。6 月 2 日症状消除,肝功能正常,治愈出院,一年后随访,自觉良好,肝功能正常。

五、活血化瘀法

黄疸病久,可出现瘀血证候,发黄与血瘀的关系,甚为密切,正如张仲景所言:"此为瘀热在里,身必发黄"。主要症状:肝区痛,面色黧黑,腹部癥积、痞满,或有吐血,其色暗黑,夹有血块,朱砂掌,红丝赤缕,舌质紫暗或见瘀点,舌系带两旁青筋暴露,脉涩等。出现以上症状,当在上述四种黄疸治法中适当加用活血化瘀药,如丹参、赤芍、川芎、当归、泽兰等。临床观察表明,黄疸持久难退的某些瘀疸型肝炎患者,于其辨证处方中加用或重用赤芍(剂量可用到 40～50 g),未发现副反应,且退黄效果益佳。

（朱起贵）

保肝康治疗慢性乙型肝炎的临床研究

为了探讨保肝康治疗慢性乙型肝炎的临床疗效及其作用机理,本研究选择符合诊断标准的 95 例慢性乙型肝炎患者,随机分为治疗组 55 例和对照组 40 例。治疗组采用保肝康口服,对照组采用泰特静脉滴注,2 个月为 1 个疗程。研究结果表明:保肝康能有效地改善慢性乙型肝炎患者的症状和体征,改善肝功能;在降酶、退黄、升高白蛋白方面疗效显著,能促进 HBV-M 转阴,增强细胞免疫功能;具有抗肝纤维化的作用,能阻止病情向肝硬化方向发展。其综合疗效明显优于对照组。

保肝康是朱起贵教授结合中西医理论研制出的中药复方片剂。动物实验证实它有抗急、慢性肝损伤,改善肝功能,抗肝纤维化的作用。本研究通过保肝康治疗慢性乙型肝炎的临床观察,验证其疗效,分析其作用机理。

一、一般资料

(一)病例来源

收集本院符合诊断标准的慢性乙型肝炎住院病例,其中,男性 84 例,女性 11 例,平均年龄 32.87 岁,年龄范围在 18～54 岁,排除了 HAV、HCV、HEV 重叠感染,入选病例随机分为治疗组 55 例,对照组 40 例。正常者血清来源于湖北中医药大学学生,肝炎标志物均为阴性(其血清用作标准值对照)。

(二)西医诊断标准

慢性乙型肝炎病例,按 1995 年第五次全国传染病与寄生虫病学术会议制定的诊断标准进行诊断。

(三)治疗组

保肝康片剂由叶下珠、白花蛇舌草、丹参、黄芪、五味子、桃仁、甘草、枳实、玄胡等组成,由湖北省中医院药剂科制剂室提供。

二、研究方法

(一)治疗方法

(1)治疗组:在一般综合治疗的基础上加用保肝康口服,每天 4 次,每次 6 片,连服 2

个月为 1 个疗程。

（2）对照组：在一般综合治疗基础上加用泰特 600～1200 mg，加入 10％葡萄糖液 250 mL 中静脉滴注，每日 1 次，2 个月为 1 个疗程。

（二）检测方法

治疗前后分别采集血液标本，离心后在血清中加入蛋白酶抑制剂，所有标本均保存于－20 ℃中备检。血清 GPT、GOT 活力测定，采用赖氏法；血清白蛋白，采用溴甲酚绿法测定；HBV-M 采用酶联免疫吸附法；HBV-DNA 采用 PCR 法，SIL-2R 采用酶联免疫吸附法。以上各项由实验室专人检测，血清肝纤维化指标由同位素室专人检测。

血清 TNF 测定采用 ELISA 双抗夹心法，严格按说明书操作，TNF 含量的单位为 pg/mL。血清 SIL-2R 测定，以抗 TL-2Ra（PSS）单抗（1/40）包被于酶联板中。每孔 100 μL，4 ℃过夜，封闭，置 43 ℃ 1 h，洗涤 3 次，加入待检样品及标准品，43 ℃温育 30 min，洗涤后加入辣根过氧化物酶标记驴抗兔 IgG，43 ℃温育 30 min，洗涤后加入底物 OPD 避光显色，终止后在酶标仪上测得 OD 值，测出 SIL-2R 含量，单位为 U/mL。

（三）疗效判断标准

参考《中药新药临床研究指导原则》和全国病毒性肝炎防治研讨会（1991 年）所制订的疗效判定标准。

（1）显效：①乙型肝炎病毒（HBV）活动复制指标转阴，肝功能正常；②肝肿大回缩或稳定，无压痛及叩击痛；③自觉症状基本消失，病情持续稳定。

（2）有效：①HBV 复制指标滴度下降 1/2 以上，或肝功能接近正常；②肝肿大稳定不变，有轻度压痛；③自觉症状减轻，但尚不耐劳累。

（3）无效：治疗后症状、体征、实验室检查项目均无改善。

（四）统计分析

计量资料用 t 检验，计数资料用卡方检验。

三、结果

（1）两组患者症状、体征治疗前无显著性差异（$P>0.05$），治疗后治疗组明显改善，其中恶心症状改善明显优于对照组（$P<0.01$）。其余症状、体征改善两组无显著性差异（$P<0.01$）。

（2）两组患者肝功能治疗前无显著性差异（$P>0.05$），治疗后治疗组明显改善，其中治疗组 GPT、GOT、ALB 改善情况明显优于对照组（$P<0.01$ 或 $P<0.05$），TB 改善两组无显著性差异（$P>0.05$）。

（3）两组患者治疗后病毒血清标志物变化情况比较如表 2-1-1 所示。

表 2-1-1　两组患者治疗前后 HBV-M 变化情况比较(卡方检验)

	治疗前/例			治疗后/例		
	HBsAg(+)	HBeAg(+)	抗 HBc(+)	HBsAg(−)	HBeAg(−)	抗 HBc(−)
治疗组	55	45	55	2	15*(33.3%)	55
对照组	40	32	40	0	3(9.38%)	40

注：* 与对照组比较 $P < 0.05$。

表 2-1-1 提示:治疗组 HBeAg 转阴作用明显高于对照组($P < 0.05$),另外治疗组尚有 2 例 HBV-DNA 转阴,而对照组无一例转阴。

（4）两组患者治疗前后机体免疫功能情况比较如表 2-1-2 所示。

表 2-1-2　两组患者治疗前后 TNF、SIL-2R 变化比较

	例数	治疗前		治疗后	
		TNF/(pg/mL)	SIL-2R/(μ/mL)	TNF/(pg/mL)	SIL-2R/(μ/mL)
治疗组	34	291.44±37.53	493±103.57	101.89±41.96**	498.20±48.70*
对照组	30	288±89.76	502.38±104.2	186.31±34.71	326.02±51.29

注：* 与对照组比较 $P < 0.05$,** 与对照组比较 $P < 0.01$。

表 2-1-2 提示:两组患者 TNF、SIL-2R 水平治疗前无显著性差异($P > 0.05$),治疗后明显下降,治疗组优于对照组(分别为 $P < 0.01$ 和 $P < 0.05$)。

（5）治疗前后两组患者血清肝纤维化指标变化情况比较如表 2-1-3 所示。

表 2-1-3　两组患者治疗前后血清肝纤维化指标变化比较(μg/L,$\overline{X} \pm S$)

	例数	治疗前			治疗后		
		PCⅢ	HA	LN	PCⅢ	HA	LN
治疗组	50	354.2± 218.6	423.43± 189.5	265.7± 97.4	181.1± 79.96△△	120.89± 98.25△	108.5± 27.8*
对照组	34	352.12± 207.16	379.6± 260.5	258.9± 89.8	160.5± 52.8	146.74± 54.38	195.4± 70.3

注：* 与对照组比较 $P < 0.01$,△ 与治疗前比较 $P < 0.05$,△△ 与治疗前比较 $P < 0.01$。

表 2-1-3 提示:患者 PCⅢ、HA、LN 水平治疗前无显著差异,治疗后均明显下降。其中对 LN 的改善作用,治疗组优于对照组($P < 0.01$),对 PCⅢ、HA 的改善作用,两组无显著差异。

(6) 两组患者综合疗效比较如表 2-1-4 所示。

表 2-1-4　两组患者综合疗效比较(用卡方检验)

	例数	显效(%)	有效(%)	无效(%)	总有效率/(%)
治疗组	55	38(69.09)	9(16.36)	8(14.55)	84.45
对照组	40	21(52.5)	6(15)	13(32.5)	67.5

注:两组疗效相比有显著差异($P<0.05$)。

表 2-1-4 提示:治疗组综合疗效明显优于对照组。

(7) 毒副作用:两组均未发现不良反应及毒副作用。

四、讨论

(一) 保肝康的组方意义及作用

通过临床观察,保肝康对慢性乙型肝炎具有改善症状及体征、改善肝功能、抗病毒、抗肝纤维化及调节免疫功能等作用。中医认为慢性肝炎的病因病机如下:湿热毒邪由表入里,留滞中焦,致肝、胆、脾、肾功能失调,气滞血瘀为患。故保肝康采用清热解毒、益气扶正、活血化瘀三法联用。由叶下珠、白花蛇舌草、丹参、桃仁、黄芪、五味子、甘草等组成,方中叶下珠、白花蛇舌草清热解毒,黄芪益气扶正,丹参、桃仁活血化瘀,五味子、甘草酸甘化为阴,有滋养作用,枳实、延胡索行气止痛。从现代医学来看,上述三种治法体现了抗病毒、调节免疫功能、改善肝功能及抗肝纤维化几个关键环节。中药药理研究表明:清热解毒药能抑制病毒复制,消除炎症和恢复肝功能;活血化瘀药能促进肝组织血流灌注,改善肝组织病理,降低肝胶原蛋白含量,防治肝纤维化;益气扶正药能调节机体免疫功能,增强机体抗病能力。

抗病毒药物与免疫调节药物联合应用,可增加疗效。因此,保肝康在用药组方上突出了中医辨证与现代药理研究的结合,体现了传统医学与现代医学的有机结合。

(二) 慢性乙型肝炎患者检测血清 TNF、SIL-2R 及肝纤维化指标的意义

乙型肝炎病毒(HBV)感染人体后,可引起细胞免疫及体液免疫应答,并激发自身免疫反应,引起免疫调节功能紊乱。细胞免疫反应是 HBV 感染后引起肝细胞损伤的主要原因,在细胞免疫反应中,激活的免疫系统可释放各种细胞因子,参与细胞免疫反应的调节。TNF 是激活的单核-巨噬细胞受内毒素刺激产生的一种蛋白,在正常情况下可以调节机体的免疫及代谢功能,增加对入侵的病原物的抵抗力,但如生成、释放过多又会参与疾病的发病过程。TNF 含量与 HBV 复制密切相关,大剂量 TNF 增加了 HBV 在肝细胞内的复制和 HBeAg 的表达,而 HBV 复制又可刺激周围血单核细胞分泌更多的

TNF,加重肝损害。因此,血清 TNF 含量变化可与肝炎活动及病毒复制活跃程度与肝细胞坏死程度密切相关,可作为慢性乙型肝炎病情变化及治疗效果的监测指标。白细胞介素 2(IL-2)是重要的免疫增强因子,在免疫调节中发挥重要作用。其有诱导 T 细胞分化和增殖,增强自然杀伤细胞(NK 细胞)活性,促进 B 细胞分泌抗体等作用,SIL-2R 能中和活化的 T 细胞周围的 IL-2 而导致免疫抑制。慢性乙型肝炎患者血清 SIL-2R 较正常人明显升高,其升高机理可能是由于慢性乙型肝炎患者机体的免疫系统呈激活状态。在 HBV 的刺激下,T 细胞激活并大量分泌释放 SIL-2R 入血,血清 SIL-2R 能与循环中的 IL-2 结合而导致免疫抑制,因此当 SIL-2R 水平降低时可出现免疫效应和病情缓解。有研究证实:血清转氨酶异常者血清 SIL-2R 水平显著高于转氨酶正常者;HBeAg 阳性者显著高于 HBeAg 阴性者。这提示 SIL-2R 是病变炎性活动的重要标志,对判断 HBV 感染者免疫状态及临床疗效具有重要意义。本研究中保肝康能显著降低血清 TNF 和 SIL-2R 水平,该作用优于对照组($P<0.05$ 或 $P<0.01$),这表明保肝康能改善慢性乙型肝炎患者机体的免疫功能。

肝纤维化的诊断是依据肝组织病理及血清肝纤维化标志物的检测结果,但因肝组织活检有局限性,不便常规动态观察,所以血清标志物检测在临床上具有更为重要的意义。PCⅢ是肝内胶原组分之一,肝纤维化时,肝胶原纤维异常增生,血清 PCⅢ 在肝纤维化早期即可升高,且与肝纤维化活动程度呈正相关。HA 参与形成蛋白聚多糖体,是结缔组织的重要成分,HA 往往在胶原增生之前,先在细胞周围增加,肝纤维化形成时,其血清浓度上升。LN 在肝纤维化时大量沉积于肝窦内皮细胞间隙,降低内皮细胞通透性,使其毛细血管化,并使门静脉压升高,可反映纤维化程度。因此血清 PCⅢ、HA、LN 三项指标联合检测,对慢性乙型肝炎肝纤维化的诊断具有重要意义。本研究中保肝康能降低血清肝纤维化标志物水平,提示它具有抗肝纤维化的作用。

参考文献

[1] 王宝恩.肝脏病学新进展——基础与临床[M].北京:北京出版社,1996.

[2] 王伯样.中医肝胆病学[M].北京:中国医药科技出版社,1999.

[3] 毛青.乙型肝炎病毒携带者治疗方案的选择与评价[J].临床肝胆病杂志,1994,10:8.

[4] 黄建生,郭明秋,王昌才.肿瘤坏死因子与乙型肝炎[J].国外医学(流行病学传染病学分册),1995,22(5):196.

[5] 陈素英,童善庆.肿瘤坏死因子在急慢性肝炎中的意义和作用[J].临床肝胆病杂志,1992,8(4):177.

[6] 段震峰,王东升,沈元珊.IL-2R 结构及功能研究的进展[J].国外医学(免疫学分册),1993,5:225.

[7] 周世文,姚丹帆.可溶性白细胞介素 2 受体临床应用的进展[J].中国实验临床

免疫学杂志,1991,3(3):43.

　[8]白石山,李秀霞,杨守昌,等.血清透明质酸、板层素及脯氨酸肽酶水平与肝纤维化的关系[J].中华肝脏病杂志,1997,5(2):73.

　[9]高峰,孔宪涛.肝纤维化的血清学诊断[J].中华内科杂志,1994,1:58.

（张爱民　朱起贵）

保肝康抗急、慢性肝损伤的实验研究

保肝康是治疗慢性肝炎的经验方,临床实践表明该方对各型(乙、丙、戊型)慢性肝炎有较好的护肝降酶及抗肝纤维化作用,本实验研究旨在观察该方抗急、慢性肝损伤的作用,并揭示其作用机理。

一、保肝康的抗 D-GlaN 急性肝损伤作用

1. 材料与方法

(1) 动物:实验用近交系 SD 大白鼠雌性 34 只,体重(61.84±17.15) g。

(2) 试剂与药物:① D-GlaN(D-氨基半乳糖),购自北京科技协作中心精细化学分部,实验前用生理盐水配成 10% 溶液,用 NaOH 将 pH 值调至 7.0。②保肝康:原生药由湖北省中医院提供。取生药 150 g,煎药液浓缩至 100% 浓度,药液贮藏于 4 ℃ 冰箱中备用。

(3) 方法:①动物分组:将 34 只大白鼠随机分成 4 组。正常对照组(简称正常组)9 只,肝损伤模型组(简称模型组)8 只,甘草甜素对照组(简称甘草甜素组)8 只,保肝康观察组(简称保肝康组)9 只。②模型复制:实验时间 5 天,实验的第 3 天除正常组外,其他各组均按 600 mg/kg 的剂量腹腔注射 10% D-GlaN 以造成急性肝损伤,正常组以等量生理盐水腹腔注射。③处理方法:各组动物在实验过程中让其自由摄食、饮水,在实验结束前 12 h 禁食,改用 2.5% 葡萄糖液自由摄取。正常组和模型组,每天用生理盐水按 20 mL/kg 的剂量灌胃 1 次;甘草甜素组,每天用 0.15% 甘草甜素混悬液按 20 mL/kg 的剂量灌胃 1 次;保肝康组,在实验的第 5 天,每天用 100% 保肝康液按 20 mL/kg 的量灌胃 1 次。

2. 结果

(1) 肝功能指标:保肝康组有显著地降低 GPT 及 TBil 的效果,其效果优于甘草甜素组,但升高 ALB 无统计学意义。

(2) 对肝糖原的影响:结果见表 2-1-5。

表 2-1-5 动物肝糖原的变化 单位:例

分组	n	—	+	++	+++
正常组	9	0	0	1	8*△
模型组	8	6	2	0	0

续表

分组	n	-	+	++	+++
甘草甜素组	8	2	3	3	0*
保肝康组	9	1	3	5	0*△

注:-表示无肝糖原染色,+表示糖原染色浅红,++表示糖原染色较红,+++表示糖原染色深红;与模型组比较,*△$P<0.05$,*$P<0.01$。

由表 2-1-5 可知,保肝康有升高肝损伤动物肝糖原的作用,但该作用与甘草甜素组无显著性差异。

（3）对肝组织病理变化的影响:结果见表 2-1-6。

表 2-1-6 各组动物肝组织病理变化比较 单位:例

分组	n	肝细胞肿胀				肝组织坏死				炎性细胞浸润			
		-	+	++	+++	-	+	++	+++	-	+	++	+++
正常组	9	9	0	0	0**	9	0	0	0**	8	1	0	0**
模型组	8	0	0	3	5	0	1	4	3	0	0	3	5
甘草甜素组	8	0	2	4	2	1	4	2	1*	0	3	4	1**
保肝康组	9	0	3	4	2*	1	6	2	0*	0	5	3	1**

注:-表示肝组织无肿胀、坏死及炎性细胞浸润;+表示轻度肝细胞肿胀、单个肝细胞坏死,或少许炎性细胞浸润;++表示中度肝细胞肿胀,或肝细胞灶性坏死,或明显炎性细胞浸润;+++表示重度肝细胞肿胀,或肝组织片状坏死,或大量炎性细胞浸润。与模型组比较,*$P<0.05$,**$P<0.01$。

由表 2-1-6 可知保肝康能显著改善肝组织的病理变化,其作用较甘草甜素略优,但无统计学意义。

（4）对肝匀浆 MDA(丙二醛)含量及 SOD(超氧化物歧化酶)活性的影响:结果见表 2-1-7。

表 2-1-7 抗急性肝损伤实验中四组动物肝匀浆 MDA 含量及 SOD 活性检测结果比较($\overline{X}\pm S$)

分组	n/例	MDA/(nmol/mL)	SOD/(U/mL)
正常组	9	49.44±5.81**	36.76±4.06**
模型组	8	81.00±11.8	27.31±4.61
甘草甜素组	8	57.25±7.70*	31.53±4.81*
保肝康组	9	54.22±10.13**	34.50±4.50**

注:与模型组比较,*$P<0.05$,**$P<0.01$。

由表 2-1-7 可见,保肝康有显著降低试验动物肝匀浆 MDA 含量和升高肝组织 SOD 活性的作用。但与甘草甜素相比差异无统计学意义。

二、保肝康的抗 CCl_4 慢性肝损伤作用

1. 实脸材料与方法

(1) 材料:①动物:用近交系 SD 大白鼠 27 只,雌性,体重(207.57±20.5) g。②主要试剂与药物:a.分析纯 CCl_4。用精制菜籽油配制 40% CCl_4 油溶液。b.保肝康。

(2) 方法:①动物分组:将 27 只大白鼠随机分成 4 组,正常组 6 只,模型组 7 只,甘草甜素组 7 只,保肝康组 7 只。②模型复制:除正常组外,其他各组动物皮下注射 CCl_4 以造成肝损伤,实验第 1 天用分析纯 CCl_4 按 5 mL/kg 的剂量皮下注射,以后用 40% CCl_4 油溶液按 3 mL/kg 的剂量皮下注射,每周 2 次(84 h 1 次),共 6 周,于动物处死前 1 周停用。③各组动物在实验过程中自由摄食、饮水,在处死前 12 h 禁食,自由饮用 2.5% 葡萄糖液,正常组和模型组注射 CCl_4 2 次后按 24 mL/kg 的剂量用生理盐水灌胃,每日 1 次,直至实验结束。保肝康组:自实验第 1 周后按 20 mL/kg 的剂量用 100% 保肝康煎剂灌胃,每日 1 次,直至实验结束。各组动物于实验第 7 周末处死并采集标本送检。

2. 结果及统计方法

所有观察指标,属计量资料者先用 F 检验或 F' 检验,再用 p 检验;属等级计数资料者,先用 Ridit 分析,再用 u 检验。

(1) 肝功能:保肝康对慢性肝损伤动物有明显的降 GPT 和升 ALB 作用,其效果优于甘草甜素,但无统计学意义。

(2) 肝组织糖原观察:结果见表 2-1-8。从表 2-1-8 可知保肝康有促进肝糖原合成作用,且明显优于模型组。

表 2-1-8 抗 CCl_4 慢性肝损伤实验中四组动物肝糖原染色结果比较 单位:例

分 组	n	肝 糖 原			
		−	+	++	+++
正常组	6	0	0	0	6**
模型组	7	1	4	2	0
甘草甜素组	7	1	3	3	0
保肝康组	7	0	3	3	1**

注:与模型组比较,** $P < 0.01$。

（3）肝组织病理改变：结果见表 2-1-9。

表 2-1-9　四组动物肝组织病理改变情况比较 单位：例

	n	肝细胞肿胀				肝脂肪变性				肝纤维增生			
		−	+	++	+++	−	+	++	+++	−	+	++	+++
正常组	6	6	0	0	0**	6	0	0	0**	6	0	0	0**
模型组	7	0	1	3	3	0	0	2	5	0	0	3	4
甘草甜素组	7	0	2	4	1	0	2	4	1*	0	1	4	2
保肝康组	7	0	4	2	1	0	3	4	0**	0	5	2	0**△

注：与模型组比较，* $P<0.05$，** $P<0.01$；与甘草甜素组比较，△ $P<0.05$。

由表 2-1-9 可知，保肝康能改善肝组织病理状态，尤以防止肝脂肪变性，阻止肝纤维增生效果为显著，并在阻止肝纤维增生方面显著优于甘草甜素组。

（4）肝组织胶原纤维、网状纤维染色：结果见表 2-1-10。由表 2-1-10 可知，保肝康能明显抑制肝胶原纤维和网状纤维增生，并与甘草甜素组比较有显著差异。

表 2-1-10　抗 CCl_4 慢性肝损伤实验中四组动物肝胶原纤堆、网状纤维染色结果比较 单位：例

分　　组	n	胶原纤维增生				网状纤维增生			
		−	+	++	+++	−	+	++	+++
正常组	6	6	0	0	0**	6	0	0	0**
模型组	7	0	0	3	4	0	0	2	5
甘草甜素组	7	0	1	3	3	0	1	2	4
保肝康组	7	0	4	3	0**△	0	3	4	0**△

注：−表示无胶原纤维及网状纤维增生；+表示少许胶原纤维及网状纤维增生；++表示较明显胶原纤维及网状纤维增生，向肝小叶延伸；+++表示大量胶原纤维或网状纤维增生，融合较厚。与模型组比较，** $P<0.01$；与甘草甜素组比较，△ $P<0.05$。

（5）肝匀浆 MDA 含量及 SOD 活性：结果见表 2-1-11。

表 2-1-11　抗 CCl_4 慢性肝损伤实验中四组动物肝匀浆 MDA 含量、SOD 活性比较（$\overline{X}\pm S$）

分组	n	MDA/(nmol/mL)	SOD/(U/mL)
正常组	6	53.54±4.90*	37.13±4.21**
模型组	7	70.14±6.67	27.96±4.28
甘草甜素组	7	58.21±13.36*	30.86±5.62*
保肝康组	7	56.07±12.76*	34.40±6.59*

注：与模型组比较，* $P<0.05$，** $P<0.01$。

由表 2-1-11 可知，保肝康能显著降低慢性肝损伤动物肝匀浆 MDA 含量，提高肝 SOD 活性。

3. 讨论

慢性病毒性肝炎发病机理为正虚不能抗御外邪,湿热毒邪入侵,肝胆脾胃脏腑功能失调,血脉受病,肝络瘀阻。保肝康立法以此为据,选择了解毒、益气、活血三法联用。从现代研究结果来看,保肝康寓意于治疗慢性病毒性肝炎的几个关键环节,即抗病毒、调节免疫功能、改善肝功能和抗肝纤维化。清热解毒药可以抑制病毒复制,如白花蛇舌草、叶下珠。补益正气药,可以调节免疫功能,如黄芪。活血化瘀药可以抗肝纤维化,改善血液循环,如丹参、桃仁。另外,五味子能减轻肝细胞变性、坏死,并使肝细胞的线粒体、RNA 和糖原增多,可逆性地抑制肝细胞内的 GPT 活性,从而降低血清转氨酶水平。本实验研究证明保肝康对急、慢性肝损伤有较好的防护作用,能改善肝功能、促进肝糖原合成及改善肝组织病理状态,为临床治疗急、慢性病毒性肝炎提供了实验依据。

本实验还做了保肝康抗肝损伤的机理探讨——抗肝脏脂质过氧化。CCl_4 所致肝损伤是典型的脂质过氧化损伤。CCl_4 到达体内,先在肝细胞的滑面内质网通过混合功能氧化酶(如 P450)的作用转变为三氯甲基自由基(CCl_3),CCl_3 是一个具有严重毒性的活性物质,它迅速使富含不饱和脂肪酸的内质网膜上的磷脂过氧化,并产生新的自由基和形成过氧化物。这些新的自由基又攻击其邻近的磷脂,形成一个磷脂的过氧化自催化分解反应链,由此使膜的稳定性和结构遭到破坏,结果出现内质网肿胀,核糖体脱失,继而脂质贮积,线粒体损伤,细胞膜通透性增加及细胞进行性肿胀、变性等,最后导致 Ca^{2+} 大量流入细胞内而引起细胞死亡。生物膜磷脂过氧化分解后,生成多种脂醇、脂醛和短链产物如 MDA,故 MDA 含量测定常作为反映脂质过氧化程度的指标。

关于 D-GlaN 所致肝损伤的机理,近年来研究也表明与脂质过氧化有关。本研究应用 D-GlaN 复制急性肝损伤模型,CCl_4 复制慢性肝损伤模型,均测得肝内 MDA 含量显著高于正常组,保肝康组肝匀浆 MDA 含量显著低于模型组,说明保肝康能抗脂质过氧化,减少 MDA 的生成。

在生理状态下,也有自由基的产生,但体内存在抗氧化酶系统,能将其清除,不至于引起组织细胞出现过氧化导致损伤。在病理状态下,由于自由基产生过多和(或)抗氧化酶活性减弱而出现脂质过氧化。在抗氧化酶系统中主要以 SOD 为代表,它具有清除自由基,阻止自由基启动的抗脂质过氧化作用。许多研究者认为提高 SOD 活性,在自由基所致疾病治疗中具有重要意义。在本研究中,模型组动物肝匀浆 SOD 活性显著低于正常组($P<0.01$),说明 D-GlaN 和 CCl_4 所致的脂质过氧化与 SOD 活性降低以至不能清除自由基有关。而保肝康组动物的肝匀浆 SOD 活性显著高于模型组,说明保肝康能提高 SOD 活性,从而清除自由基,防止肝细胞脂质过氧化,避免肝细胞损伤,因此,保肝康有护肝作用。

参考文献

[1] 李庆华,周平安.治疗病毒性肝炎的常用中药及选用[J].中国中药杂志,1994,

19(6):374.

　[2] 夏瑾瑜,李天望.中草药保肝作用机理的研究概况[J].中西医结合肝病杂志,1994,4(4):50.

　[3] 潘世戌,罗正曜.病理生理学进展(三)[M].北京:人民卫生出版社,1987.

（曾岳祥　朱起贵）

保肝康对急性肝损伤大鼠肝细胞凋亡的影响

保肝康是由叶下珠、白花蛇舌草、黄芪、丹参、桃仁、赤芍等组成的中药复方(片剂)。临床资料表明此方具有改善肝炎患者症状,恢复肝功能,抗病毒,调节免疫功能及抗肝纤维化等作用。为了探讨保肝康的作用机理,笔者观察了保肝康对急性肝损伤大鼠肝细胞凋亡的影响。

1. 材料

(1) 动物:近交 SD 大鼠 48 只,雌雄各半,体重为(172±18.2)g。

(2) 饲料:大白鼠全价颗粒饲料。

(3) 药品及试剂盒:D-GlaN,实验前用生理盐水配成 10%溶液,用 IN、NaOH 将 pH 值调至 7.0。西利宾胺:实验前将药片研成末,用蒸馏水配成 0.75 mg/mL 混悬液,贮藏于 4 ℃冰箱中,临用前预温至 37 ℃。保肝康片:由湖北省中医院药剂科提供。2%戊巴比妥钠生理盐水溶液、10%甲醛等。

2. 方法

(1) 动物分组:将 48 只大鼠随机分成 6 组,即正常组,肝损伤(模型)组,保肝康大、中、小剂量组(中药组),西利宾胺组,每组 8 只。

(2) 处理方法:各组动物在实验过程中均自由饮水,正常组和模型组在实验的 3 天中,每天用生理盐水按 20 mL/kg 的剂量灌胃 1 次,保肝康大、中、小剂量组,分别用 4 g/mL、2 g/mL、1 g/mL(每天按 20 mL/kg 的剂量灌胃 1 次),西利宾胺组用 1.75 mg/mL(按 20 mL/kg 的剂量每天灌胃 1 次)。中药组及西利宾胺组造模后 2 h 分别加灌 1 次保肝康或西利宾胺。

(3) 动物处死及标本收集:模型组及中药组均在第 3 次腹腔注射后 9 h 处死,正常组亦同时处死。用 2%戊巴比妥钠生理盐水溶液按 2.3 mL/kg 的剂量腹腔注射麻醉动物,后剖腹,切取小块左叶肝组织,用 10%甲醛固定 8~12 h,石蜡包埋,切片送检。

3. 检测指标

(1) Tunel(原位末端标记法)检测凋亡细胞,检测步骤按说明书操作。结果判断:凋亡细胞的细胞核呈棕色或棕褐色,细胞核形态呈碎点状或花瓣状、新月形改变。非凋亡细胞呈蓝色,形态、大小较为一致。显微镜下随机选 5 个高倍视野(×200)用计算机图像处理系统分析细胞凋亡率。计算公式如下:

$$细胞凋亡率 = \frac{棕色或棕褐色细胞面积}{细胞总面积} \times 100\%$$

(2) 免疫组化法检测肝细胞 Fas/FasL 表达,按说明书操作,结果判断:Fas 阳性及 FasL 阳性细胞胞质或胞膜均呈棕黄色。显微镜下每张切片随机选 5 个高倍视野(×200),用计算机图像处理系统分析细胞阳性率。计算公式如下:

$$Fas/FasL\ 细胞阳性率 = \frac{棕黄色细胞面积}{细胞总面积} \times 100\%$$

（3）统计方法及数据处理 实验数据以 $\bar{X} \pm S$ 表示，均数间比较采用 t 检验。两变量间相互关系采用直线相关分析，所有数据均用 SPSS10.0 统计软件包处理。

4. 结果

（1）保肝康对 D-GlaN 诱导肝细胞凋亡的影响：在显微镜下，正常组织只见个别肝细胞凋亡。模型组可见大量肝细胞凋亡，细胞核呈棕褐色，部分凋亡细胞呈典型花瓣状或新月状改变。结果见表 2-1-12。

表 2-1-12　保肝康对 D-GlaN 诱导肝细胞凋亡的影响（$\bar{X} \pm S$）

组　　别	n	剂　　量	凋亡率
保肝康大剂量组	8	4 g/mL	6.31±0.71△▲
保肝康中剂量组	8	2 g/mL	8.46±0.71*△▲
保肝康小剂量组	8	1 g/mL	13.13±1.19*△▲
西利宾胺组	8	1.75 mg/mL	5.56±0.55
模型组	8		15.41±1.81
正常组	8		0.96±0.14

注：与西利宾胺组比较，* $P<0.01$；与模型组比较，△ $P<0.01$；与正常组比较，▲ $P>0.05$。

由表 2-1-12 可知保肝康大、中、小剂量组均能抑制 D-GlaN 诱导的大鼠肝细胞凋亡，尤以大剂量组与西利宾胺组作用显著（$P<0.01$），且两者间的差异无统计学意义（$P>0.05$）。

（2）保肝康对 Fas/FasL 表达的影响：正常组肝细胞 Fas 表达很低，无 FasL 表达。Fas、FasL 蛋白主要定位于细胞质、细胞膜，染色阳性信号呈棕黄色，其阳性率结果见表 2-1-13。

表 2-1-13　保肝康对 Fas、FasL 表达的影响（$\bar{X} \pm S$）

组　　别	n	剂　　量	Fas 阳性率/（%）	FasL 阳性率/（%）
保肝康大剂量组	8	4 g/mL	5.89±0.74△▲	6.01±0.69△▲
保肝康中剂量组	8	2 g/mL	8.17±0.67*△▲	7.79±0.77
保肝康小剂量组	8	1 g/mL	11.13±1.08*△▲	0.29±0.69△▲
西利宾胺组	8	1.75 mg/mL	6.03±0.54	7.43±0.86
模型组	8		17.08±2.17	19.89±1.83
正常组	8		1.65±0.23	0

注：与西利宾胺组比较，* $P<0.01$；与模型组比较，△ $P<0.01$；与正常组比较，▲ $P<0.01$。

从表 2-1-13 可知保肝康各组可明显下调 Fas、FasL 的表达，保肝康各组之间差异有显著意义（$P<0.01$），尤以保肝康大剂量组明显。保肝康大剂量组与西利宾胺组之间差异无显著性意义（$P>0.05$）。

（3）保肝康抑制肝细胞凋亡的同时，下调 Fas、FasL 的表达。直线相关分析显示，Fas、FasL 的表达与凋亡率有紧密的相互关系（$r=0.809$，$P<0.01$；$r=0.849$，$P<0.01$），经保肝康作用后，凋亡细胞数目越少，Fas、FasL 表达越低。

5. 讨论

（1）抑制肝细胞凋亡可能是保肝康抗肝损伤、保护肝细胞的作用机理之一。过去认为细胞凋亡和细胞坏死为两个截然不同的概念。现在认为凋亡和坏死可以有相同的诱因，仅当在传导过程中线粒体严重损害、外膜损伤、线粒体结构改变未导致其功能变化时，线粒体释放出凋亡诱导因子和（或）细胞色素 C 诱导凋亡。如线粒体内膜发生损伤，则可导致线粒体的功能发生改变和肝细胞发生坏死。国外有学者研究认为细胞凋亡是"沉默杀手"。在某些类型肝病中，肝细胞凋亡实际上引起了炎症和坏死，肝脏的炎症完全依赖于细胞凋亡的这一始发事件，有些凋亡的肝细胞，最初表面看似静悄悄，但却引发了活动旺盛的中性粒细胞暴发，这种暴发会导致大量氧化原子团和蛋白水解酶的释放，从而杀死成百上千的无辜的"旁观者"，因此阻止细胞凋亡可能是一个新的控制炎症的治疗途径。本实验研究表明，保肝康大剂量组抑制凋亡作用最为明显，说明这是保肝康抗肝损伤、保护肝细胞的作用机理之一。本实验可为开发、推广保肝康的临床运用提供科学的依据。

（2）保肝康抑制凋亡的机制：近年证明 Fas、FasL 介导的细胞凋亡是 T 细胞杀伤途径之一，肝细胞凋亡参与各种肝脏疾病的发病机制，介导肝细胞凋亡的效应细胞主要是毒性 T 细胞（CTL），CTL 对靶细胞的直接杀伤，促使肝细胞凋亡。1998 年 Galle 报道乙型肝炎患者肝细胞 Fas 表达增强，CTL 表达 FasL，CTL 经过免疫介导肝细胞凋亡。本实验表明保肝康可下调 Fas、FasL 的表达，使 Fas、FasL 激活信号不足，从而减少肝细胞凋亡的发生，通过这种途径达到抗肝细胞损伤、保护肝细胞的目的。

参考文献

［1］朱起贵,曾岳祥,李天望,等.保肝康抗急慢性肝损伤的实验研究[J].中西医结合肝病杂志,2000,3(10):29-30.

［2］Lemasters J J. The mitochondrial permeability transition from biochemical curiosity to pathophysiological mechanism[J]. Gastroenterology,1998,115:783～786.

［3］Jacquelyn J Maher,Gregory J Gores. Apoptosis:Silent Killer or Neutron Bomb[J]. Hepatology,1998,28(3):865.

［4］吕鹏,罗和生,余保平.细胞凋亡与肝脏疾病[J].世界华人消化杂志,2000,8(12):1157-1158.

（黄谦　朱起贵）

针刺治疗急性黄疸型肝炎 212 例的临床和初步实验观察

急性黄疸型肝炎是一种常见的传染病,迄今尚无特效病原疗法,我们用针刺治疗本病,现将初步观察结果小结如下。

一、临床观察

五年来资料完整、确诊为急性黄疸型肝炎 212 例,成人 160 例,儿童 52 例,其中手捻针组 129 例,治疗机组 83 例,并另外观察西药对照组 50 例。

治疗方法:

主穴:太冲透涌泉,足三里。

手捻针组:进针快,留针半小时,每 5 min 行针一次,以增强针感。

治疗机组:用 G 6805 型脉冲治疗机,两级导线分别接于针刺主穴上,用疏密波,通电半小时,患者感酸、麻、胀或肌肉颤动,以能忍受为度。

西药对照组:肝泰乐、葡萄糖液、B 族维生素、维生素 C 等。

治疗效果:

针刺治疗组黄疸指数恢复正常的时间平均为成人 14.2 天,儿童 8.1 天,血清谷丙转氨酶恢复正常的时间平均为成人 28.8 天,儿童 21.3 天。针刺治疗组临床症状改善较快,食欲好转的时间平均为成人 4.8 天,儿童 3.9 天。临床治愈成人 135 例(84.4%),儿童 42 例(80.8%),有效成人 24 例(15.0%),儿童 10 例(19.2%),无效成人 1 例(0.6%)。

随访情况:针刺治疗组随访 207 例,于出院后 3 个月~2 年内随访,远期治愈率为94.2%。

西药对照组黄疸指数恢复正常平均为 27.8 天,血清谷丙转氨酶恢复正常平均为 33天,临床治愈率为 68%。

二、实验观察

1. 针刺对胆汁流量的影响

对 12 例胆道造瘘患者,观察 58 次针刺后胆汁流量的变化。胆汁流量 43 次增加,10次不变,5 次减少,在针刺后 15 min 明显增加,作用高峰在针刺后 30 min 左右。

如果针刺前注射阿托品,可阻断针刺对胆汁流量增加的影响。提示针刺后胆汁流量增加,可能是通过迷走神经发挥作用。

2. 针刺对胆囊平段的影响

对 32 例急慢性肝炎、胆系感染和中毒性肝炎患者进行针刺后，用超声波观察胆囊平段的改变，可见绝大多数患者胆囊平段有不同程度的缩小，这可能是由于针刺后增加副交感神经的活动所致。

这些实验初步提示针刺可能是通过利胆作用使黄疸下降的因素之一。

针刺治疗急性黄疸型肝炎，是按中医辨证论治、循经取穴的原则。祖国医学认为，黄疸型肝炎的病因病机，主要是湿热蕴结肝胆。清热利湿、疏肝利胆是治疗本病的主要治法。同时运用"见肝之病，知肝传脾，当先实脾"的原则，以增强脾胃功能，故多在肝、胆、脾、胃四经辨证取穴。

至于针刺治疗黄疸型肝炎的原理，尚不完全清楚。利胆可能是起治疗作用的一个因素。针刺可调整人体免疫机能，增强抗病能力，达到治疗疾病的目的。我们现正在进行免疫功能测定，针刺治疗组细胞免疫功能较前有所提高，但病例不多，仍有待继续研究。

（朱起贵）

针刺治疗湿热黄疸的机理探讨

黄疸以身黄、目黄、小便黄为主症。祖国医学早在 2000 多年前记载有"溺黄赤，安卧者，黄疸，目黄者，曰黄疸"（《素问·平人气象论》）。"身痛，面色微黄，齿垢黄，爪甲上黄，黄疸也"（《灵枢·论疾诊尺》）。《金匮要略》云："谷疸之病，寒热不食，食即头眩，心胸不安，久久发黄即谷疸。"《巢氏病源》云："黄疸之病，身体面目及爪甲小便尽黄。"这些描述的症状，如寒热（恶寒发热）、身痛（肌肉酸痛）、不嗜食（食欲差）、心胸不安（上腹部不适）、安卧（倦怠）、目黄、一身尽黄、尿黄等症状，符合急性黄疸型肝炎的症状。关于针刺治疗黄疸的认识也很早，《黄帝内经》中就记载："有病口苦……病名曰疸病……治之以胆募俞。"又云："有病口苦，名曰疸病，取阳陵泉。"后世《千金方》云："黄疸热中善渴，太冲主之。"据此笔者曾单纯用针刺治疗急性黄疸型肝炎，本文重点讨论针刺配穴治疗湿热黄疸的机理。

1. 病因病机

在正常情况下，脾恶湿喜燥，胃恶燥喜润，脾阴滋养胃阳，胃阳温煦脾阴，如果由于饮食不当，感受时疫湿热之邪，湿热壅遏中焦，脾受湿困不能健运，于是湿得热而益深，热得湿而益盛，由于脾胃湿热，熏蒸肝胆，肝失其疏泄功能，胆液不能正常排泄，势必游溢妄行，外溢于皮肤则肤黄，溢于目则巩膜黄染，下流于膀胱，则尿黄，形成黄疸。

现代医学中的急性黄疸型肝炎、胆石症、胆囊炎等，其中有部分湿热型的肝胆疾病，相当于中医的湿热黄疸，对这一类疾病的诊治，应以辨证论治作指导，结合肝胆脾胃等脏腑功能，全面地分析辨识，进行治疗，才能获得满意的效果。

2. 辨证

祖国医学关于黄疸病辨证的记载也很丰富，如《金匮要略》云："脉沉，渴欲饮水，小便不利者，皆发黄。"又云："腹满，舌萎黄，躁不得睡，属黄家。"辨明本病由于湿热在里而形成。脉沉，病在里，亦为湿热瘀滞的现象，由于湿热在里，故口渴欲饮而小便不利，而体内的湿热无从排泄，故发生黄疸。腹满属里证，指湿邪重。躁不得睡，指热邪重，湿热相搏则发黄。

3. 治疗

治则：清热利湿，调肝和脾。针刺治疗湿热黄疸，应选择肝胆脾胃四经和任督二脉上的有效的穴位，依据经络学说的原理，脏腑为本，经络为标，在肝胆脾胃四经中，适当选穴，再者督脉主管一身阳经，任脉主管一身阴经，从任督二脉中配合适当穴位，能有退黄和清泻肝脾湿热、调理阴阳气血的功能。实践证明，针刺这方面穴位，不仅能改善症状，对肝功能的恢复亦有良好的效果。

配穴：根据有关文献，结合临床经验，主穴取太冲透涌泉、足三里。备用穴：阳陵泉、三阴交、至阳、期门、章门、肝俞、脾俞。上述主穴，每天施针一次，左右侧交替使用，每次也可从备用穴中选 1～2 个穴位，每次留针 30 min，每隔 5 min 捻一次，以加强针感。依症加减，如：有呕吐，加内关；发热加合谷、大椎；厌油加中脘；大便秘结加天枢、大肠俞。

4. 常用配穴机理

（1）足三里：足阴明胃经的合穴，泻此穴有化湿之效。有的学者对此穴用补法，可补中益气，运化精微，五脏六腑得以濡养，从而提高机体抗病能力。笔者观察到有些患者不思饮食，针刺此穴后食欲增进。

（2）太冲：肝经原穴，《黄帝内经》云："五脏有疾，取之十二原。"肝属脏，取本穴用泻法，起清泻肝火作用。针刺太冲对涌泉方向深刺透达，能引导肝经之邪热下行，又有滋养肝肾的作用。

（3）阳陵泉：胆经合穴，《灵枢》云："荥输治外经，合治内腑。"又云："胆病者，善太息，呕宿汁……其寒热者，取阳陵泉。"取此穴有疏肝利胆作用。

（4）三阴交：足三阴经（足太阴脾、足少阴肾、足厥阴肝三经）的交会穴，与肝脾肾三经有关的疾病，均可采用，有清肝、和脾、益肾的作用。

（5）至阳：督脉经穴。《千金翼方》云："黄疸灸第七椎七壮，黄汗出。"《玉龙赋》云："至阳却黄，善治神疲。"此穴能理气机，又能通阳气以退黄。

（6）期门、章门：期门，肝经的募穴。章门，脾经的募穴。"募"作结募理解，脏腑精气聚集于此。由于募穴与脏腑的部位接近，故内脏疾病多取募穴。针刺期门、章门能疏泄肝胆二经的火邪，使肝气调达，促使肝脏功能恢复。《医学纲目》记载："黄疸久久变为黑疸，身黄额黑……于章门主之。"

（7）肝俞、脾俞：足太阳膀胱经经穴，亦称背俞穴，为有关脏腑经气输注之处。俞穴与募穴，前后相应。滑伯仁说："阴经经络，气相交贯，脏腑腹背，气相通应。"临床上俞募配用，肝胆俞募二穴同用，能清解肝胆二经气滞火郁。

（8）大椎：属督脉，为手足三阳经、督脉之会，能宣通阳气，祛除在表之邪。此穴与至阳相配，施以泻法，有通阳利湿，兼清郁热之效。

（9）合谷：手阳明大肠经原穴。能发汗、解表、镇痛，又能清泄胃肠邪热。合谷深刺透劳宫，有清胃肠及心热的作用，中医认为心主火，心火清则诸经之热自清。

（10）内关：手厥阴之络穴，下膈历络三焦，由于本穴与中脘胃部有密切关系，和中调气，故呕吐多取内关。

（朱起贵　朱建红）

青蒿龙胆合剂治疗急性黄疸型肝炎的临床观察
及青蒿、龙胆草的药理实验

我院曾采用肝炎Ⅱ号糖浆治疗急性黄疸型肝炎，取得较好的效果。在这基础上，我院中心实验室曾对肝炎Ⅱ号糖浆的药理作用做了实验，并将其中五味药（龙胆草、青蒿、大青叶、败酱草、车前草）分别做了药理实验，发现龙胆草的利胆、抗炎、护肝作用良好，青蒿的利胆作用显著，因此笔者于1975年1月至1976年9月用青蒿龙胆合剂治疗急性黄疸型肝炎，现小结23例，并做了青蒿、龙胆草的药理实验，报告如下。

一、临床资料

本组病例23例，男14例，女9例。平均发病时间为12.1天。

二、年龄分布

年龄分布见表2-1-14。

表 2-1-14　年龄分布

年龄	15～20 岁	21～30 岁	31～40 岁	41～50 岁
例数	3	7	10	3

三、治疗方法

青蒿50 g，龙胆草30 g，煎服，每日一剂。

注射剂：300％龙胆草注射液、300％青蒿注射液。每日各用40～80 mL，加入5％葡萄糖液250 mL中静脉滴注。

用青蒿龙胆合剂治疗15例，疗程平均为31.4天。用青蒿龙胆合剂注射液治疗8例，疗程平均为14.4天。

四、结果

治愈21例（治愈率91％）。

进步2例（进步率9％）。

症状、体征恢复情况如表 2-1-15 所示。

表 2-1-15 症状、体征恢复情况

项　目	头昏	乏力	食欲差	恶心	呕吐	厌油	腹胀	肝区痛	汗出	皮肤瘙痒	巩膜黄	尿黄
例数	12	17	19	15	8	12	17	11	5	5	23	23
平均恢复天数/天	6.3	9.1	8.2	4.4	1.5	4	5.3	7.5	7	8	15.75	14.8

肝功能恢复时间如表 2-1-16 所示。

表 2-1-16 肝功能恢复时间

项　目	黄疸指数	胆红素定量	谷丙转氨酶	麝浊试验
不正常例数	23	23	23	9
平均恢复天数/天	14.2	9.1	32.3（2 例未正常）	18（2 例未正常）

五、医案

患者饶某，男，20 岁。于 1975 年 9 月 19 日入院，纳差、呕吐 10 天，尿黄 4 天，伴有乏力、恶心、腹胀、尿色深黄，过去无肝炎病史。巩膜黄染，脉弦细，肝肋下 2 cm，有压痛。入院时，肝功能：黄疸指数 100 U，胆红素定量 10 mg，谷丙转氨酶 600 U/L。诊断为急性黄疸型肝炎（阳黄湿热型）。入院后每日静脉滴注 300％青蒿注射液 40～80 mL，300％龙胆草注射液 40～60 mL，加入 5％葡萄糖液 250 mL 中，共用 18 天，用后再测肝功能：黄疸指数降至 35 U，谷丙转氨酶 160 U/L。继用清热解毒利尿法：茵陈、白花蛇舌草、青黛、郁金、香附、车前草、茯苓、泽泻。后症状消除，肝功能正常。10 月 30 日出院。

六、龙胆草及青蒿药理作用的实验研究结果

（一）龙胆草药理实验结果

300％龙胆草注射液实验结果如下：
① 对实验性 CCl_4 肝损伤，有一定的保护作用。
② 有增加小鼠肝糖原的作用。
③ 对大鼠及狗有明显的利胆作用。
④ 对家兔有明显的利尿作用。
⑤ 对实验性关节炎有抗炎作用。

⑥ 能促进炎症细胞的吞噬作用(观察吞噬指数)。

⑦ 对脑膜炎双球菌有抑制作用。

⑧ 龙胆草有一定的降压作用。

(二)青蒿药理实验结果

1. 300％青蒿注射液的作用

① 狗静脉给药 5 g/kg,使胆汁流量增加 98％($P<0.05$);而用茵陈注射液给药 5 g/kg,使胆汁流量增加 40％。

② 大鼠十二指肠给药 60 g/kg,使胆汁流量增加 37.2％($P<0.01$);而用茵陈注射液十二指肠给药,未见有明显利胆作用。

2. 青蒿氯仿提取物的利胆作用

大鼠十二指肠给药 60 g/kg,使胆汁流量增加 72.4％。给药 90 g/kg,使胆汁流量增加 111.1％。大鼠腹腔给药 90 g/kg,使胆汁流量增加 77.5％。

七、讨论

(1) 祖国医学记载,龙胆草大苦大寒,入肝胆及膀胱经,功能为泻肝降火、利湿退黄、清热镇惊,主治胁痛口苦,目赤肿痛,头昏眩晕,湿热黄疸等。龙胆草为多年生草本植物,药用根部。我们根据它的药理作用讨论如下。

① 龙胆草有清利肝胆湿热的作用,祖国医学认为,龙胆草作用于肝胆及膀胱等脏腑,中医的肝胆,其所指功能比较广泛,但显然包括西医的肝胆功能。中医的膀胱,也包括尿液分泌和排泄功能。

实验初步表明,龙胆草对由 CCl_4 引起的肝损伤有减轻细胞变性坏死程度的作用,还能促进肝糖原的贮存,能明显增加胆汁的分泌量,同时又促进胆囊收缩。龙胆草也有显著利尿作用,这符合龙胆草对肝胆、膀胱的作用。对于急性黄疸型肝炎及胆系感染出现的黄疸,具有利湿退黄作用。

② 关于龙胆草的泻肝降火作用。龙胆草功能为泻肝降火,清热镇惊。我们从龙胆草主治胁痛口苦、目赤肿痛、头昏眩晕、湿热黄疸、高热惊厥等证候考虑,初步从抑菌、抗炎、退热、降压、镇静等各方面进行实验观察。

a.在退热方面,臧堃堂曾对龙胆草的降实热作用进行实验,对用酵母混悬液引起的发热家兔有退热作用。

我院中心实验室用 300％龙胆草注射液注射于因伤寒、霍乱四联疫苗引起的发热家兔,未见有明显退热作用。与臧堃堂的报告不一致,这可能与发热模型和龙胆草制剂不同有关。

b.龙胆草对脑膜炎双球菌有抑制作用,但对其他细菌未见明显作用,也未见有抑制病毒的报道。可见龙胆草的清热降火作用,可能非其抑菌作用所致。

③ 龙胆草对蛋清及甲醛引起的关节炎,能明显消除关节肿胀,有与氢化可的松相似的抗炎效果。龙胆草能促进炎症细胞的吞噬功能。龙胆草具有非特异性抗炎作用和增强机体非特异性免疫功能的作用,这可能是清热降火的主要原因。

④ 本实验证明:300%龙胆草注射液仅有一过性的降血压作用,但含生物碱浓度较高时,具有明显的降压作用。300%龙胆草注射液未见明显的镇静作用,但我们在实验中曾发现含浓度较高的生物碱的注射液,静脉给药能使家兔四肢瘫痪及垂头,提示它有使骨骼肌松弛的作用,这可能与龙胆草降火镇惊有关。

⑤ 日本有学者等曾报道龙胆甙能增加胃液量及促进胃酸分泌,临床所用龙胆大黄合剂有健胃作用。

⑥ 江田昭英报道,龙胆草的醇提物和水提物,能抑制抗体产生。近年对慢性肝炎采用免疫抑制剂治疗。姜青华曾报道,经多种方法治疗而转氨酶长期不降的慢性肝炎患者,经加用龙胆草等药后,转氨酶迅速恢复至正常,症状显著好转,值得注意。

(2)青蒿系菊科植物黄毛蒿的干燥地上部分,性味苦寒,功能为解暑清热,用于伤暑、疟疾、低热。常用方剂有青蒿鳖甲汤,用于治虚热。蒿芩清胆汤可清利肝胆湿热。至于青蒿的利胆作用,文献上未见报道。从我们已有的实验资料,青蒿、龙胆草都能明显增加麻醉狗和大鼠的胆汁流量。尤其是青蒿,其利胆作用较茵陈强,值得注意。

(3)我们用青蒿龙胆合剂治疗急性黄疸型肝炎23例。并将此二味药物做成静脉注射液,用于临床取得一定疗效,通过我院所做的药理实验,说明此二味药有清热利胆作用,这可能是治疗急性黄疸型肝炎的作用机理之一。

(朱起贵)

赤丹合剂治疗瘀胆型病毒性肝炎的临床观察

通过对本组瘀胆型病毒性肝炎 67 例的症状、体征的观察及 TXB_2（血栓素 B_2）的检测，说明此病存在血瘀证。本文以赤丹合剂治疗瘀胆型病毒性肝炎，取得了满意疗效，报告如下。

一、资料与方法

1. 病例选择与分组

选择慢性乙型肝炎 67 例，其中男性 42 例，女性 25 例，年龄 15～62 岁。病例来源于湖北省中医院 2000 年 7 月至 2001 年 12 月住院患者，临床诊断符合 2000 年中华医学会传染病与寄生虫病学分会、肝病学分会联合修订的"病毒性肝炎防治方案"中病毒性肝炎诊断标准。所选病例 TBil 171～342 μmol/L，GPT（141.7±50.2）U/L，GDT（112.85±52.17）U/L，GGT（377.76±28.93）U/L，ALP（256.74±40.51）U/L，观察患者临床症状、体征及检测 TXB_2。

2. 治疗方法

治疗组：赤丹合剂由赤芍 30 g、丹参 30 g、山楂 15 g 等组成，每日一剂水煎服，每日二次，连用 8 周。消化道症状严重者对症治疗，或用能量合剂加入葡萄糖液中静脉滴注。

对照组：加诺片，每次一片，每日三次口服。余同治疗组，连用 8 周。

3. 疗效判定标准

显效：症状明显改善或消失，皮肤巩膜黄染及体征好转，血清胆红素下降至 34 μmol/L 以下，肝功能明显好转或接近正常。

有效：症状有所改善，皮肤巩膜黄染减轻，血清胆红素比治疗前下降至 1/2 以下，肝功能好转。

无效：症状无改善，皮肤巩膜黄染未见明显减轻，血清胆红素比治疗前未下降至 1/2 以下，肝功能未见好转。

二、结果

1. 患者症状、体征情况

具体见表 2-1-17。

表 2-1-17　67 例患者症状、体征情况

症状、体征	身目俱黄	皮肤瘙痒	口渴不欲饮	大便干结	舌质暗红	两胁疼痛	肝肿大	肝掌
例数	67	48	21	42	67	25	24	25

2. 部分患者血清 TXB_2 与健康者 TXB_2 比较

具体见表 2-1-18。

表 2-1-18　部分患者血清 TXB_2 与健康者 TXB_2 比较

项目	患者(19 例)	健康者(19 例)
TXB_2/(pg/mL)	503.32±293.90△	111.8±55.54

注:① 健康者血清标本 19 例,肝功能正常,肝炎标志物阴性。

② △患者 TXB_2 与健康者比较,$P<0.001$,有显著差异。

③ 治疗组有 2 例做了治疗前后 TXB_2 比较,结果如下:1053.12 pg/mL 与 417.34 pg/mL,175.45 pg/mL 与 30.25 pg/mL(治疗前与治疗后)。说明治疗后 TXB_2 明显下降。

3. 两组患者治疗前后肝功能明显改善

GPT、GOT、GGT、ALP、TBil 治疗组与对照组比较,均为 $P<0.01$,有显著差异。

4. 两组患者综合疗效比较

具体见表 2-1-19。

表 2-1-19　两组患者综合疗效比较

分　　组	显效/例	有效/例	无效/例	合计/例
治疗组	26	7	2	35
对照组	17	14	1	32

注:治疗组达到显效的例数与对照组比较,$P<0.01$,有显著差异。

5. 死亡率及毒副作用

两组无一例死亡,均无明显不良反应及毒副作用。

三、讨论

瘀胆型病毒性肝炎属中医黄疸范畴,病位在肝胆,病机多因湿热引起,由于黄疸迁延日久,肝郁气滞,久病入络,血行不畅,可导致血瘀。本组病例临床表现见表 2-1-17,有身目俱黄、皮肤瘙痒、口渴不欲饮、大便干结、舌质暗红、两胁疼痛、肝肿大、肝掌等,且本组部分病例做了 TXB_2 检测,结果示患者 TXB_2 明显高于健康者(表 2-1-18),更证明瘀胆型病毒性肝炎具备血瘀证。

赤丹合剂方中,赤芍性苦微寒,归肝经,有清热凉血、散瘀止痛、抗血小板凝集、抗血栓形成、改善微循环及降低门静脉高压作用。丹参性味微苦,功擅活血化瘀,历来有"一味丹参,功用四物"之说,临床常用于血瘀证。丹参注射液对实验性微循环障碍有纠正作

用。丹参有效成分丹参素有明显抑制血小板释放缩血管物质的作用,可抑制 TXB_2 的合成与释放。现代研究表明丹参能改善血液流变性,降低血液黏稠度,抑制凝血,激活纤溶系统,抑制血小板聚集及黏附,提高 CAMP 含量,对抗血栓形成。山楂性酸,甘微温,能入血分,有行气活血、散瘀止痛、消食健胃作用,现代研究发现山楂可显著抑制家兔血小板凝集。

四、结论

通过本组瘀胆型病毒性肝炎 67 例的症状、体征观察及 TXB_2 的检测,说明本病存在血瘀证。这给临床用药提供了依据。赤丹合剂治疗瘀胆型病毒性肝炎具有改善患者症状、体征及肝功能等作用,治疗组综合疗效显著,优于对照组,证明其改善患者预后效果好。

参考文献

[1] 雷载权,张延模.中华临床中药学[M].北京:人民卫生出版社,1998.

[2] 李次芬,张慧英,殷宗健,等.舒心散治疗冠心病出凝血机制的观察及赤芍对血小板功能影响的研究[J].上海中医药杂志,1986,(12):10.

（徐珉　朱起贵）

阴 黄 治 验

祖国医学对黄疸的记载较多,分类方法也多,一般分为阳黄与阴黄,阳黄较多见,阴黄少见。如何把阳黄与阴黄辨证清楚,实为用药的关键。《景岳全书》对于阳黄与阴黄辨证做了描述:"阳黄其证,必有身热,有烦渴,躁扰不宁……或大便秘结,其脉必洪滑有力。阴黄其为病也,必喜静恶动,喜暗畏明,神思困倦,语言轻微,或怔忡眩晕,畏寒少食,四肢无力,或大便不实,……脉息无力等证。"张景岳又指出:"凡病黄疸而绝无阳证阳脉者,便是阴黄。"阴黄的病机,可因本体虚寒,寒湿瘀滞脾胃,阳气不宣,导致胆液不能循常道排泄,而外溢于皮肤,发为黄疸,也可由于阳黄迁延,或治疗不当,过用苦寒药物,使脾胃阳气损伤,从而转变为阴黄。

为了鉴别阳黄与阴黄,试列表 2-1-20 如下:

表 2-1-20 阳黄与阴黄鉴别表

阳 黄	阴 黄
肤黄、目黄鲜明如橘子色	黄色晦暗如烟熏
身热烦渴,或心中懊恼而热	畏寒
胸闷不能食	不欲食
口渴	不渴
大便秘结	大便溏薄
小便黄赤	小便不利
腹满或痛	甚则腹胀如鼓
舌苔腻	舌质淡,苔白
脉洪滑有力或弦数	脉沉或沉细无力
实证	虚证
病因为湿热郁结	病因为脾胃虚弱,寒湿内阻
治以清热利湿	治以温寒祛湿

临床中遇一例阴黄(西医诊断为亚急性重型肝炎),按温阳利湿方法治疗,疗效满意,报道如下。

张某,男,32 岁。因全身发黄 40 天,于 2 月 12 日入院,初起全身无力,精神差,身痒,黄疸加深,近似暗黄,既往无肝炎病史,在他院于 1 月 31 日检查示麝香草酚浊度试验阳性,谷丙转氨酶 300 U/L。后转入我院,入院时自觉口苦,恶心,吐痰涎,神疲,四肢沉重乏力,腹胀,腹泻便溏,背部凉,胃中冷,肝臭,喜朝墙壁蜷卧,肤色晦暗如烟熏,大便灰色,小便不利,苔白厚,脉沉细,少量腹水征。入院时肝功能示黄疸指数 150 U,谷草转氨酶 256 U/L。尿三胆:胆红素阳性,尿胆原、尿胆素阴性。尿常规示蛋白少许,颗粒管型少许,红细胞极少许。西医诊断:亚急性重型肝炎。中医诊断:阴黄。病机为阳黄迁延日久,未及时治疗转为阴黄。治以温化寒湿,健脾和胃,用茵陈附子理中汤,处方:茵陈 60 g(另包后下)、党参 12 g、白术 9 g、附子 9 g、茯苓 15 g、生姜 9 g、泽泻 15 g、法夏 9 g。配合西药输液,如高渗葡萄糖液、维生素 C,口服 50% 硫酸镁,治疗半个月,每日腹泻 3～4 次,稀粪水,泻后腹胀减,食欲增加,仍有全身瘙痒、恶心、吐痰涎,肤黄稍减,查黄疸指数 130 U,改方:茵陈 30 g(另包后下)、陈皮 9 g、枳实 9 g、茯苓 15 g、败酱草 12 g、姜半夏 9 g、白术 9 g、党参 9 g。精神好转,尿色黄减轻,自觉不甚痒,背微恶寒,吐痰涎减少,肝肿大、肋下 2.5 cm,中等硬度,后将上方加郁金 9 g、姜黄 9 g,同年 6 月 2 日症状消除,肝功能示黄疸指数 3 U,谷丙转氨酶 38 U/L,治愈出院。一年后随访,自觉症状好,肝功能正常。

患者病程较长,恶心,吐痰涎,身痒,神疲,喜朝墙壁蜷卧,四肢沉重乏力,腹泻便溏,背部凉,胃中冷,肤黄晦暗如烟熏,苔白厚,脉沉细,少量腹水征,这些均符合阴黄诊断,治疗方法参照《伤寒论》所提出的方法,"伤寒发汗已,身面为黄,所以然者,以寒温在里,不解故也……于寒湿中求之"。阴黄是寒湿引起,故宜温化寒湿,方用附子,辛温以温阳除寒,茵陈、白术、茯苓、泽泻以健脾利湿。通过上方治疗后,取得满意的疗效,笔者还用此法治愈一例毛细胆管炎型病毒性肝炎并具有阴黄证者,不另赘述。

一般认为急性黄疸型肝炎,多数是由湿热引起,但本文举出一例亚急性重型肝炎,是急性黄疸型肝炎的重型(第Ⅱ型),病情重,黄疸深,出现少量腹水征,尿镜检有变化,并有肝肾综合征。过去文献报道,亚急性重型肝炎(亚急性肝坏死)的病死率达 50%,现在用中西医结合方法治疗,病死率降低。本例除用一般西医支持疗法外,未用糖皮质激素。中医辨证为阴黄,按阴黄施治,收到满意疗效。通过这一治验,体会到辨证论治的重要性,必须按"辨证求因,审因论治"的原则,做到辨证准确,治疗恰当,才能提高疗效。

(朱起贵)

阳黄与急黄辨析

一、阳黄

《素问·平人气象论》云："溺黄赤，安卧者，黄疸……目黄者，曰黄疸。"《灵枢·论疾诊尺篇》云："身痛而色微黄，齿垢黄，爪甲上黄，黄疸也，安卧，小便黄赤，脉小而濡者，不嗜食。"综上身痛、身黄、目黄、爪甲上黄、安卧、不嗜食等症状，均符合急性黄疸型肝炎的症状。《温疫论》云："疫邪传里，移热下焦，小便不利……其传为疸，肤面如金。""疫邪"具有传染性。关于黄疸的病因，《素问·六元正纪大论》云："湿热相交，民病疸。"《肘后备急方》云："肤黄病，初唯觉四肢沉沉不快，须臾见眼中黄，渐至面黄及举身皆黄，急令溺白纸，纸即如檗染者，此热毒已入内。"指明湿热或热毒为黄疸病因，同时指出令溺白纸染黄的检查方法。

对黄疸的治疗，张仲景提出几种治则及方药。对里有湿热而表邪未尽者，用麻黄连翘赤小豆汤，以解表、清利湿热。《金匮要略》还提出："诸病黄家但利其小便，假令脉浮，当以汗解之，宜桂枝加黄芪汤。"如热留未退，因湿热未得透泻，用栀子柏皮汤，以泻热利湿。对湿热偏于里实者，用茵陈蒿汤，以清利湿热。对湿重而里热不甚者，用茵陈五苓散，以通阳利尿，佐以清热。如见阳明热盛、灼伤津液、积滞成实、大便不通，用大黄硝石汤，以泻热去实。

笔者曾用茵陈蒿汤加减及茵陈五苓散加减治疗阳黄数百例，疗效满意。还用清热泻下法治疗阳黄湿热而偏于里实证者。药用黄柏 12 g、炒栀子 10 g、大黄 10～15 g（后下）、芒硝 15～30 g（冲服），每日 1 剂，浓煎 150 mL，清晨一次顿服，服后当天大便次数可增至 5 次左右，此为湿热欲去之佳兆。曾用此方治疗阳黄（急性黄疸型肝炎）42 例，治愈率为 83.3%。

二、急黄（瘟黄）

《金匮要略》云："黄疸之病，当以十八日为期，治之十日以上瘥，反剧为难治……"指出阳黄之病程颇似急性黄疸型肝炎，第二周为黄疸高峰期，以后病反剧，则应注意防止发展为难治的急黄。关于急黄的证候，《诸病源候论》云："脾胃有热，谷气熏蒸，内毒，卒然发黄，心满气急，命在顷刻，故曰急黄也。有得病，即身体面目皆黄，其候得病，但发热，心战者，是急黄也。"《续名医类案》云："目黄，继而身面皆黄，小便短赤，临殁下瘀血数升。"综上所述症状，如骤然发黄、发热烦躁、尿短赤、腹满气急、消化道大出血等，命在顷刻说明病情重,预后差,酷似重型肝炎。《沈氏尊生书》云:"又有天行疫疠,以致发黄者,俗谓之瘟黄。"指有传染性。急黄的病机是热毒炽盛,损伤津液,累及营血,或湿热内蕴,蒙蔽清窍,故烦躁不安、神昏谵语。热入血分、损伤络脉,则有出血;湿热伤中、脾伤水聚,发为腹胀水臌。其治法为清热解毒,凉血活血。举一医案于下。

潘某,男,31 岁。于 5 月 26 日入院。主诉初起恶寒发热,继而纳少厌油,恶心呕吐,食后腹胀,口干苦,伴有齿衄、目黄,大便稀,日行二次,体格检查示皮肤巩膜黄染,肝下界肋缘下 1.5 cm,脾触及,舌质红,苔黄,脉弦缓。5 月 26 日查肝功能:黄疸指数 100 U 以上,凡登白实验双相,GPT 200 U/L 以上,胆红素定量 10 mg 以上,总蛋白 6.16 g/L,白蛋白 2.97 g/L,球蛋白 3.18 g/L,A/G 为 0.9/1,HBsAg(一),抗 HBc>1/100。尿液检查:蛋白++,管型少许,红细胞+,脓细胞+。凝血酶原时间 2 min 43 s。中医诊断:急黄。西医诊断:亚急性重型肝炎。病机:湿热毒盛,阻滞中焦,熏蒸肝胆致脾胃运化失常,肝失疏泄,胆汁不循常道。治以清热解毒、利湿行气。茵陈 30 g、栀子 15 g、大黄 10 g、黄连 5 g、金钱草 30 g、虎杖 30 g、茯苓 15 g、猪苓 10 g、车前子 15 g、郁金 10 g、枳实 10 g、厚朴 10 g,另予 10%葡萄糖液 500 mL、复方茵陈注射液 250 mL 静脉点滴,每日一次,用四天。仍自觉脘腹胀满,有移动性浊音,腹围 74 cm,B 超检查示侧卧位可疑腹水,配合用维生素 C、辅酶 A、肌苷,加用短程小量利尿剂(双氢克尿噻 25 mg/次,每天两次;氨苯蝶啶 50 mg/次,每天两次),用三天。间隙多次用人血白蛋白 20~100 mL 静脉滴注六次,冻干人血浆 200 mL 一次,尿量增,腹胀减,腹围 70 cm。7 月 15 日继用清热解毒、健脾利湿法,方用茵陈 50 g、栀子 10 g、大黄 10 g、板蓝根 15 g、败酱草 15 g、猪苓 15 g、赤芍 15 g、泽泻 12 g、大腹皮 15 g、薏苡仁 24 g、白茅根 30 g、枳壳 10 g。9 月 11 日肝功能示总蛋白 6.5 g/L,白蛋白 3.69 g/L,球蛋白 2.81 g/L,A/G 为 1.31/1,黄疸指数 4 U,凡登白实验阴性,GPT 64 U/L,临床治愈出院。

(朱起贵)

重型肝炎(急黄)中医治疗八法

重型肝炎是病毒性肝炎中的危重型,与中医的急黄或瘟黄相似,病情变化多端,病死率高,严重威胁人体健康。如何降低病死率,提高治愈率,是一项值得研究的课题。多年来我们对此病开展中西医结合治疗,病死率有所下降。中医对重型肝炎(急黄)的认识如下。

重型肝炎以深度黄疸、全身乏力、纳呆、明显腹胀、腹水、出血、昏迷等危重的临床症状为主要特征。

祖国医学对急黄早有认识,如《金匮要略》有"黄疸之病,当以十八日为期,治之十日以上瘥,反剧为难治,若无尿,腹满加哕者不治"的记载,对普通黄疸与急黄,从病程经过上做了简要的鉴别。《沈氏尊生》认为:"又有天行疫疠,以致发黄者,俗谓之瘟黄,杀人最急。"《诸病源候论》指出"脾胃有热,谷气熏蒸,内毒,卒然发黄,心满气急,命在顷刻,故曰急黄也。有得病,即身体面目发黄,其候得病,但发热,心战者,是急黄也。"《续名医类案》记载:"目黄,继而身面皆黄,小便短赤,临殁下瘀血数升。"《外台秘要》云:"此病始得,与前天行病不多异,五六日但加身体黄,甚至涕泪,汗唾小便如柏色,眼白睛正黄,其更重症状,与天行病候最重无别。"总括以上医家著述,及笔者临床所见,急黄症候概括如下:初起可有发热,骤然发黄,身面皆黄,尿短赤,心腹急闷,起卧不安,谵妄昏迷;临殁出现消化道出血等症状。同时急黄有传染性,又谓瘟黄,其发病快,病情变化急骤,预后不良等,这些描述都很似重型肝炎的临床表现。

对重型肝炎(急黄)病因病机的认识,古人曾有"热毒攻串,湿热互结,波及心肝,胀满躁扰,神昏而死"的记载。多由湿热疫毒炽盛,迅速弥漫三焦,损伤津血,邪陷心包,或湿浊蒙蔽清窍等所致。故出现烦躁不安、神昏谵语。若热入血分或灼伤络脉,则有出血现象。或湿热蕴结中焦,脾伤水聚而发为水臌,甚则肾阴亏竭,水气不行。临床上出现昏迷、出血、腹水为急黄的危急证候。

治疗方法:对重型肝炎力争早诊早治,先安未受邪之地,必须采取积极的综合措施,由于患者纳呆、恶心、腹胀,服药难进,宜多途径给药(口服、静脉或肌内注射、灌肠、外敷、针灸等),以顿挫病势。配合西药对症处理,如抗感染、抗昏迷、止血等抢救措施。中医辨证论治法有扶正培本(包括西药护肝)、清热解毒、清热利湿、清热泻下、活血化瘀等。针对病程中出现的并发症,如腹胀、腹水、出血、肝昏迷等,可采用相应措施,有行气利水、凉血止血、凉血开窍等。八种中医治法,略述如下。

1. 扶正培本法

重型肝炎病变主要在肝。肝藏血,西医认为肝藏糖原,合成白蛋白。重型肝炎患者出现低蛋白血症或低血糖,必须补充热量,保护肝脏。脾胃为后天之本,宜增加患者营养,供给高蛋白、低脂而又易消化的食物。如患者正气虚、乏力、脉细弱,可予以人参、黄芪等中药。若出现气虚血脱,阴阳离决,当用大剂独参汤或生脉饮静脉注射。

2. 清热解毒法

重型肝炎,黄疸急剧加深,诸症凶险,舌质红绛,苔黄腻或黄燥,为热毒炽盛;必须采用清热解毒法,以迅速阻止病势发展。宜用清温败毒汤或黄连解毒汤加减。药用黄连、黄柏、栀子、板蓝根、虎杖、龙胆草、白花蛇舌草、金银花、败酱草,笔者选用茵栀黄注射液或四黄注射液静脉滴注。

3. 清热利湿法

黄疸发生机理是湿热郁阻中焦,脾胃升降功能失调,熏蒸肝胆,肝失疏泄功能,胆汁外溢,故须清热利湿。茵陈汤为代表方,包括茵陈、栀子、大黄。有人主张茵陈用量50～60 g,因其含挥发油宜后下,大黄用15～20 g,后下有缓泻作用。《金匮要略》指出:"服茵陈汤后,小便当利,尿如皂角汁状,色正赤,一宿腹减,黄从小便去也。"除此外尚可用田基黄、车前草。有人用大剂量新鲜金钱草榨汁内服。

4. 清热泻下法

《金匮要略》云:"师曰:病黄疸,发热,烦满,胸满,口燥者,从病发时,火劫其汗,两热所得,然黄家所得,从湿得之,一身尽发热,面黄,肚热,热在里,当下之。"笔者曾用黄柏10 g、大黄15 g(后下)、芒硝15 g(冲服)、炒栀子10 g,煎成150 mL,清晨一次顿服,服药后患者排稀粪3～5次不等,后腹胀减,食纳增,黄疸渐退。大黄与芒硝同用,泻下力强,且芒硝为硫酸钠,有利胆作用。取清热泻下法,使腑气通,荡涤热毒之邪,减少肠道吸收有毒物质,有利于保护肝脏,并可防止肠道氨进入体内,引起肝性脑病的发生。运用此法,不必拘泥于大便干结与否,只要患者小便短赤,舌赤或绛,苔黄腻或黄燥,脉象有力者,均可用之,但应掌握不用太久,过则损伤正气,一般服2～3天即停药,特别值得一提的是古代治疗黄疸近百方中,三分之一有大黄。大黄具有通泄腑实、清热泻火、活血等作用,重型肝炎多有阳明腑实,所谓"阳明为湿热之蔽",故有人用大黄粉或煎剂口服,或用大黄20 g煎成100 mL,加食醋50 mL保留灌肠,每日1～2次,使粪便排泄,肠道清洁,且使肠腔成酸性环境,可防止氨的吸收。亦有人用茵陈汤合大承气汤,或用牛黄承气汤以通腑逐瘀,利胆退黄。

5. 活血化瘀法

重型肝炎患者具有黄疸深、肝脾肿大、肝区痛、蜘蛛痣、肝掌、皮下瘀斑、舌质紫暗或红绛、鼻衄、齿衄等症状,且可有腹水征,说明有血瘀症状,乃湿热疫毒,内侵肝胆,阻遏于内,致成血瘀。

近年来运用改善微循环的药物治疗重型肝炎,已逐渐被临床医师所重视。有人报道重型肝炎的微循环障碍明显。常用西药有低分子右旋糖酐和654-2,有的用抗凝药物如肝素,这必须在化验检查监护下使用,条件差的基层卫生单位则难以施行。而活血化瘀的中药,有改善微循环的作用,且副作用少,常用药物有丹参、川芎、赤芍、桃仁、红花、泽兰、当归等,可以起到清血热、散瘀血、通经络的作用。临床上笔者重用川芎嗪静脉滴注或配方中重用赤芍,均取得良好的退黄、改善肝功能的作用。

6. 行气利水法

重型肝炎患者出现腹水时,一般先出现腹胀的症状,予以行气健脾利水法,以减轻腹胀,增加胃纳,对于湿重而热不甚的,设通阳利水法,以茵陈五苓散为代表方,配合五皮饮。如湿热重者,可清热渗利,用二金汤加味:鸡内金、海金沙、厚朴、大腹皮、猪苓、半边莲、玉米须、茵陈。单用中药,效果不明显,可加用小剂量利尿剂,若用双氢克尿噻等排钾利尿药,则须注意补钾。如患者血浆白蛋白低,白蛋白与球蛋白的比例倒置,须输给人血白蛋白,或小剂量多次输新鲜血。增加血浆白蛋白,可促进利尿,并有扶正培本作用。用利尿药后,腹水消,尿量多,出现伤阴证候,常表现出舌质红、苔净、脉细数,则宜用益气养阴药以调理之。

7. 凉血止血法

重型肝炎出现出血并发症是一个危候,初见齿衄、鼻衄或皮肤瘀斑,继之消化道出血(呕血、便血)。常见到患者上消化道大出血后,进而休克或肝昏迷导致死亡,因此防治出血实在重要。患者如有血小板减少、凝血酶原时间延长、出血倾向、脉数,要注意有大出血的可能。中医认为出血原因为热毒侵入血分,迫血妄行,宜凉血止血、清热解毒,用犀角地黄汤合黄连解毒汤加茵陈、大黄。如见呕血、黑便,急用犀角地黄汤加童便、紫珠草、三七粉或云南白药。有人认为三七在重型肝炎的治疗中作为常规药物,每次 3 g,每日 2～3 次,亦系针对出血倾向而设。如出血量多,加用益气摄血之品,以防血脱之患。举一医案于下。

刘某,男,19 岁,于 12 月 17 日入院,患者腹部反复臌胀半年,身目尿黄加深半月,伴纳少、便溏、乏力,时有鼻衄,舌质红,苔黄腻,脉弦细,上腹部胀满,有压痛,肝肋缘下 2 cm,中等硬,脾肿大,有腹水征。肝功能:黄疸指数 120 U,胆红素 11 mg,谷丙转氨酶 62 U/L,A/G 为 0.55/1,抗 HBc>1/100。中医诊断:①急黄;②臌胀。西医诊断:①慢性乙型病毒性肝炎(重型);②肝炎后肝硬化失代偿期。入院后用高渗葡萄糖加维生素 C、支链氨基酸静脉滴注,速尿 20 mg,一日三次,配服氯化钾。中医治则为清热利湿,健脾行气。入院后第五天出现上消化道出血,解柏油样大便先后几次共 1000 mL 以上,发热 38 ℃ 左右,精神不振,纳呆,尿少,腹部胀满。查血常规:中性粒细胞 92%。抽腹水,为漏出液,培养阴性,系合并上消化道出血、原发性腹膜炎。中药用清热解毒、行气利水、凉血止血法:茵陈 40 g、丹皮 15 g、赤芍 15 g、大黄炭 10 g、黄芩炭 15 g、太子参 15 g、白茅根 30 g、虎杖 15 g、连皮槟榔 10 g、厚朴 10 g、茯苓 15 g、猪苓 15 g、枳壳 10 g。守方 20 天,配合西药,如维生素 K_1、止血敏,多次输新鲜血、人血白蛋白,配合先锋必抗感染。出血止,发热退,尿量增,食纳好转,黄疸渐退,次年 2 月 12 日,腹水消退,肝功能正常。继以益气活血法善后,于 4 月 1 日出院。

8. 凉血开窍法

重型肝炎出现肝昏迷属最危险证候,宜早防治,其先兆症状有意识障碍、答不切题、定向力失常、烦躁嗜睡,甚至昏迷。为热毒炽盛,累及营血。宜凉血开窍,清营解毒,用安宫牛黄丸、犀角散。有人认为安宫牛黄丸不易溶于水,因而昏迷患者服之难,且其中含有雄黄,多服损肝,故主张用紫雪散。亦可选用中药制剂醒脑静肌内注射或清开灵静脉滴注。若湿浊蒙蔽清窍所致的昏迷,则用菖蒲郁金汤加减或玉枢丹。必要时配合降血氨药物,或用左旋多巴。

以上为急黄常用的八种中医辨证施治治则。根据急黄病程中不同阶段所表现的证候,可联合几法同用,总之对于急黄(重型肝炎)须早治,积极抢救,早期采用中西医结合的综合治疗措施。发挥中医辨证论治特点,防治肝细胞进一步坏死,防治合并症,帮助患者度过危险期,以延长患者生命,使肝脏有再生修复的时机。

（朱起贵）

急黄证治体会

急黄与重型肝炎相似,其病势猛,变化快,症情复杂,病死率高,是当前难治之症,西医则积极采用护肝药物对症治疗,临床如能结合中医辨证施治,将对提高抢救成活率有积极意义,本文就此谈谈个人临证治疗急黄的一点体会。

急黄的证候有发热,恶心呕吐,纳呆腹胀,肝区痛,尿少,水肿或腹水,或有出血,甚则嗜睡,手震颤,最后进入昏迷,舌红绛,或呈暗红色,舌苔多为黄腻,甚至苔焦黄或黑而干燥。此病是因热毒炽盛,损伤津液,累及心包,或湿热内蕴,蒙蔽清窍所致,故用清热利湿、解毒凉血为治疗常法。以茵陈蒿汤与犀角地黄汤化裁,常用茵陈、黄连、栀子、丹参、赤芍、生地、丹皮、犀角等。如腹胀便秘者,加用大黄、芒硝;呕吐加竹茹、法半夏;小便不利、水肿者,加茯苓、泽泻、猪苓;如肝区痛,蜘蛛痣,肝掌,皮肤瘀斑,胁下肿块,舌质红有瘀斑、瘀点者加丹参、当归、五灵脂;神昏谵语加安宫牛黄丸或至宝丹。此病尤应积极治疗,使肝脏得以修复,一旦出现肝昏迷、消化道大出血,则治疗更困难。笔者单位于 1969 年 1 月至 1979 年 6 月治疗急黄 43 例,成活 10 例,现列举医案如下。

邹某,男,38 岁。1978 年 11 月 15 日入院。腹胀、胁痛、纳差 10 天,目黄、尿黄、身黄 5 天。过去无肝病史,肝功能:黄疸指数 30 U,谷丙转氨酶 600 U/L,胆红素定量 3 mg,A/G 为 0.89/1。入院后鼻衄、腹胀加重,纳少,定向力异常,反应迟钝,双手扑翼样震颤,腹部膨隆,有移动性浊音,双下肢水肿,舌质红并兼有紫暗瘀点,苔微黄。凝血酶原时间 27 s(奎克氏法),西医诊断为亚急性重型肝炎。中医诊断为急黄,为湿热内盛、内扰血分所致,用清热利湿、凉血活血法。药用茵陈、炒栀子、生地、丹皮、赤芍、白芍、丹参、当归、郁金、橘叶、大腹皮、白茅根。同时口服 200%丹参液 10 mL,一日两次,共治疗 52 天,同时用能量合剂输液,用双氢克尿噻、安体舒通及少量谷氨酸钠,并输新鲜血液两次等,病情好转,继用中药疏肝健脾调理。出院时症状消除,苔、脉正常,总蛋白 7.2 g/L,A/G 为 0.85/1,黄疸指数 5 U,谷丙转氨酶 43 U/L,1979 年 3 月 9 日治愈出院,出院后半年随访,病情稳定。

体会:祖国医学对重型肝炎已有较深的认识,如《伤寒论》有"当以十八日为期,治之十日以上瘥,反剧为难治,若无尿,腹满加哕者不治"的记载,对阳黄与急黄做了简要的鉴别。后在《沈氏尊生》认为"又有天行疫疠,以致发黄者,俗谓之瘟黄,杀人最急。"以及《诸病源候论》指出"卒然发黄,心满气喘,命在顷刻,故云急黄也。"说明急黄有传染性,又谓瘟黄,其发病快,病情变化急骤,预后不良等,都颇似重型肝炎的临床表现。

急黄乃天行疫疠之气所致的湿热蕴结,波及营血的病证,主要治法为清热解毒凉血。由于热毒内盛,用清热泻下药能荡涤热毒之邪,减少肠道吸收有毒物质,有利于保护肝脏,并可防止肠道氨进入体内,引起肝性脑病的发生。运用此法,不必拘泥于大便干结与否,只要患者小便短赤,舌赤或绛,苔黄等,热毒炽盛,正气未衰,均可使用清泻通下之品治疗。

将活血化瘀药运用于重型肝炎患者方面,已逐渐被医者所重视。常用的西药有肝素、低分子右旋糖酐和 654-2,这些药都有一定的副作用,如抗凝药物肝素必须在化验检查监护下使用,条件差的基层卫生单位则难以施行。而活血化瘀药则无此弊病,常用药物有丹参、赤芍、丹皮等。如上述医案用清热解毒的同时口服丹参液等活血化瘀药,获得满意效果,并且无不良反应。

急黄患者常有小便不利、腹水、腹胀。单纯使用清利湿热的中药若效果不显著,可加用双氢克尿噻、氨苯蝶啶等西药,以增强利尿消水作用,腹水一旦减少后患者腹胀等症状随之改善。使用利尿剂时有的患者因利尿量增多而伤阴者,出现口渴、大便秘结、舌质红而干燥,则须用养阴清热柔肝的中药以调之,能防止伤阴之弊。

总之,急黄发病急骤,病情变化较快,死亡率高。目前对此病尚无满意的治疗方法,笔者仅从十几年来治疗急黄的点滴体会中认为中西医结合治疗,发挥其特点,采取积极的措施,有利于提高急黄患者的成活率。

（朱起贵）

改善微循环及活血化瘀治疗重型肝炎

改善微循环及活血化瘀治疗重型肝炎在临床上取得了显著疗效,本文就有关资料综述如下。

一、莨菪类药物为主治疗重型肝炎的基础研究

中国中西医结合研究会微循环专业委员会重型肝炎协作组报告,自 1975 年起用以莨菪类药物为主治疗重型肝炎 647 例中存活 340 例,存活率 52.6%,对照组 300 例,存活率 28.4%,两组间有显著性差异($P<0.01$)。莨菪类药物对 D-氨基半乳糖所致急性肝损伤保护作用的实践研究结果表明 654-2 治疗组(用大白鼠以 D-氨基半乳糖造模,给大白鼠腹腔注射 654-2)血清 GOT 活性明显低于单纯 D-氨基半乳糖组,654-2 治疗组血清白蛋白含量百分率和血清前白蛋白平均值明显高于单纯 D-氨基半乳糖组,此两项实验均有显著性差异($P<0.05$)。此外,654-2 治疗组血清总胆红素含量明显低于单纯 D-氨基半乳糖组,亦有显著性差异($P<0.01$)。组织病理学检查:654-2 治疗组结果示,654-2 对 D-氨基半乳糖所致急性肝细胞损害有一定的保护作用。

方汉智等用 654-2 加复方丹参治疗重型肝炎 26 例,基本治愈 7 例,对照组 18 例,基本治愈 2 例,两组病例有明显差异。以莨菪类药物为主的综合治疗用于重型肝炎有活跃、疏通微循环功能,可阻断肝微循环障碍与肝坏死的恶性循环,保持全身器官的血液灌注,有利于肝血氧量的供给,促进肝细胞修复再生,可降低并发症及提高存活率。

二、活血化瘀药同样有疏通微循环的作用

一般认为微循环障碍疾病相当于血瘀证,重型肝炎有黄疸、肝脾肿大、肝区痛、蜘蛛痣、肝掌、皮下瘀斑、舌质紫暗或红绛、腹水,甚则神志改变,这些症状属于血瘀证。可用活血化瘀药,常用的有丹参、川芎、赤芍、桃仁、红花、当归等。原广州医学院第一附属医院肝病研究室通过数百例肝炎、肝硬化、肝癌的微循环血流动力学和血液流变学的检测,提示肝内微循环血流动力学的病变与肝炎、肝硬化、肝癌的转归有关。血流动力学改变严重的病例,预后较差。由此论证肝炎、肝硬化、肝癌的治疗应重视活血化瘀疗法。

笔者等用中西医结合疗法治疗重型肝炎 86 例,存活率 36.9%,认为重型肝炎相当于中医的急黄或瘟黄,有黄疸、恶心、呕吐、纳差、明显腹胀、右胁痛、尿少、水肿或腹水、出血倾向,甚至手震颤、嗜睡等症状,最后进入昏迷。根据这些证候,结合舌质红绛、苔黄燥或焦黄、脉数,判断病机属热毒炽盛,损伤津血,邪入心包,蒙蔽清窍。治以清热解毒、凉

血活血为主,用茵陈、黄连、大黄、生地、丹皮、丹参、赤芍、犀角等。随症加减,如出现肝区痛、蜘蛛痣、肝掌、皮下出血、肋下肿块、舌质紫暗或有瘀点等血瘀症状,重用丹参、赤芍、当归、五灵脂等活血化瘀药。湖北宜昌某医院感染科采用中西医结合疗法(α受体拮抗剂、酚妥拉明及丹参注射液)治疗重型肝炎25例,治疗组病死率52%,对照组为84%,治疗组的病死率低于对照组的病死率。

三、结语

活血化瘀药有改善微循环的作用,用于治疗重型肝炎,已取得一定疗效。常用的活血化瘀药有丹参、赤芍、川芎(或川芎嗪)、桃仁、当归、五灵脂、大黄等,临床应用无明显副作用,值得推广应用。其作用机理有待进一步探讨。

(朱起贵　朱建红)

中西医结合治疗 1 例戊型重型肝炎

戊型肝炎与甲型肝炎的相似点是肠道感染,为自限性疾病,不发展为慢性,但少数病例可表现为重型,病死率为 1%~2%,较甲型肝炎高十倍。现报道 1 例戊型重型肝炎如下。

医案:贺某,女,55 岁,教师。于 1992 年 4 月 23 日住我院内科,入院时全身乏力,右胁肋隐痛,口干苦,纳差已半月,T 36 ℃,P 78 次/分,R 19 次/分,BP 20/10 kPa,神清,精神欠佳,巩膜无黄染,舌质稍紫暗,苔薄黄,脉弦,肝下界右锁骨中线肋下 3 cm,腹水征(一),GPT 260 U/L。

既往史:1987 年 5 月因急性黄疸型肝炎入院,痊愈后出院。当年 8 月 GPT 300 U/L,服联苯双酯恢复正常。1990 年 8 月出现黄疸、GPT 升高,第二次入院,在此期间抗HAV-IgM 阴性,抗 HBc 阳性,HBV-DNA 阴性。做肝穿刺活检见肝细胞广泛肿胀变性、局灶性坏死,肝细胞索部分断裂,汇管区有较多炎性细胞浸润。经半年治疗,肝功能正常后出院,诊断为慢性活动性肝炎(乙型)。

此次病程中出现黄疸,于 1992 年 7 月 23 日转入传染科病房,症状有乏力纳差,精神不振,尿黄,皮肤及巩膜发黄,大便溏,肋下 2.5 cm 处有压痛,脾肋下 3 cm,中等硬度,腹水征(一)。B 超提示肝实质慢性炎性改变,CT 提示肝脂肪浸润,脾肿大。TB 153 μmol/L,TP 73 g/L,A/G=0.7/1,GPT 170 U/L,GOT 150 U/L。住院中抗 HAV-IgM 阴性,抗HBV-IgM 三次阴性,抗 HCV-IgM 阴性,抗 HEV-IgM 两次阳性,血吸虫酶标阴性,诊断为戊型肝炎、慢性活动性肝炎、脂肪肝。

治疗:护肝支持疗法。能量合剂 500 mL,支链氨基酸 250 mL,每日 1 次,多次输入人血白蛋白,胸腺肽 5 mg 每周肌内注射两次,强力宁 50 mL 加入葡萄糖液中静脉滴注,口服联苯双酯,促肝细胞生长素 80 mg 静脉滴注,每日 1 次,用 1 个月。8 月 6 日起每日下午体温 38 ℃左右,血 WBC 在正常范围,中性粒细胞 80%,血培养无细菌生长,考虑为胆系感染。用先锋必 2 g 加入 20%葡萄糖液 500 mL 中静脉滴注,每日 1 次,使用 1 周体温仍未正常,改用噻吗灵 0.5 g 静脉滴注,1 日 2 次。经上述药物治疗后才恢复正常。中医辨证认为病机为肝郁血瘀、肝胆湿热,治以清热利湿、活血疏肝。基本处方:茵陈、赤芍各 30 g,半枝莲 20 g,炒栀子、连翘、郁金、大黄、红花各 10 g,丹参、猪苓、茯苓各 15 g,路路通 8 g,玄胡 12 g。随症加减,配合服黛矾散(胶囊)2 粒,每日 3 次,病情逐渐好转。出院前查肝功能 TB 8.5 μmol/L,TP 70 g/L,A/G=2/1,GPT 28 U/L,GOT 78 U/L,抗HEV-IgG 弱阳性。1993 年 1 月 8 日显著好转出院。出院后随访 5 个月,病情稳定,复查抗 HEV-IgM 两次均为阴性。

讨论:患者于此次发病前,诊断为慢性活动性肝炎,1990 年住院中查抗 HBc 阳性,故认为系乙型肝炎所致,当年还未开展戊型肝炎相关检查,但在此次住院中查抗 HEV-IgM 两次阳性,出院查抗 HEV-IgG 弱阳性,初起出现乏力、纳差,后出现黄疸、发热、肝功能明显损害等症状,诊断为戊型重型肝炎。据报道戊型肝炎多数病例起病急,半数患者有发热,黄疸型占 86.5%,多数黄疸型病例于一周内消失,整个病程约 6 周,该患者此次住院多次查甲、乙、丙型肝炎标志物均为阴性,故认为是在原有慢性活动性肝炎(乙型)基础上,再感染戊型肝炎,故症状重,经中西医结合治疗后,才使病情明显好转出院,出院后随访 6 个月病情一直稳定。

参考文献

[1] 庄辉.我国非甲非乙型肝炎研究进展[J].中华流行病学杂志,1991,12(6):377.

(朱起贵)

肝昏迷辨证论治体会

肝昏迷是肝病的严重并发症,病死率高。本病与祖国医学文献中的瘟黄、臌胀、癥积等引起的神志异常相似,属中医"昏愦""昏蒙""神昏""暴不知人"等病范畴,按其临床表现可分为五型论治。

一、分型辨治

1. 湿浊蒙蔽,清窍不利

症见:脘腹痞闷,面色苍白,泛恶痰多,精神呆滞,表情淡漠,语言不清,神志昏蒙,嗜睡。舌苔厚腻,脉濡细。治宜化湿泄浊,芳香开窍。用涤痰汤送服苏合香丸。

2. 湿热蕴蒸,上扰神明

症见:身目俱黄,色泽鲜明,发热口渴,心中懊恼,恶心呕吐,小便短少色黄,大便秘结,神志症状较上一型略轻。舌苔黄腻,脉弦数。治宜清热利湿,醒脑开窍。用茵陈蒿汤加竹茹、茯苓、石菖蒲、赤芍等。

3. 热毒炽盛,内陷心包

症见:发热烦躁,口舌干燥,肝臭,谵语,甚则狂妄,渐渐昏迷,大便秘结,小便短赤。舌苔黄燥,舌红而干,脉洪数有力。治宜清热解毒,凉血救阴。用犀角散加减:水牛角、黄连、栀子、大黄、丹皮、茵陈、生地、石菖蒲、石膏。并口服安宫牛黄丸。

4. 阴虚阳亢,肝风内动

症见:躁扰不安,循衣摸床,狂言乱语,肝臭,两手震颤或抽搐,继而昏不识人。舌干唇燥,脉弦细。治宜养阴平肝,熄风醒神。用羚羊角汤加减:羚羊角粉、夏枯草、白芍、炙龟板、生地、熟地、丹皮、钩藤、煅石决明、生石膏、菊花、山茱萸。加服紫雪丹 3 g,至宝丹 1 粒。

5. 气阴两竭,迷昏不醒

症见:神昏,两手抖动,渐见气息低微,汗出肢冷,尿少或小便失禁,便溏。舌质淡,脉细微。治宜养阴救脱,益气回阳。用参附龙牡汤加减:红参、生黄芪、煅龙骨、煅牡蛎、熟附片、五味子、麦冬、生地、熟地、石菖蒲。并用苏合香丸 1 粒吞服。

二、医案举例

例1,郭某,男,52 岁。主诉:反复头晕及头痛,有时神志恍惚4个月余。患者于1983年3月突然出现头晕、头痛伴神志不清,经某医院静脉滴注支链氨基酸,症状缓解,至 7

月初,上述症状又出现,住湖北省人民医院精神病科,做头部 CT 未见异常,结合有肝硬化病史及血氨高,诊断为肝性脑病。于 7 月 14 日转入湖北省中医院传染科,入院时头晕头痛,神志时清时寐,伴心烦,胃脘不适,纳可,T、P、R 正常,舌质红,舌根部苔黄腻,脉弦。肝脾未触及,腹水征(-),两侧内踝处轻度凹陷性水肿。有乙型肝炎病史 10 年,肝硬化病史 5 年。查血 HBsAg(+),抗 HBc(+),TBil、GOT 正常,TP 75.6 g/L,A/G 1.14,血氨 87.5 μmol/L,血 PCⅢ、HA 均高于正常值。彩色 B 超检查提示:①肝硬化并少量腹水,门静脉高压;②脾增厚;③胆囊壁小结石;④门静脉血流量正常范围。中医诊断:积聚,昏愦。西医诊断:乙型肝炎后肝硬化并肝性脑病早期。中医辨证:据其神志时而清楚,时而昏蒙嗜睡,舌质红,舌根部苔黄腻,脉弦,认为属湿浊内蕴、痰迷心窍。治以清肝泻火,祛痰开窍。方药:法夏 10 g,茯苓 15 g,陈皮 10 g,石菖蒲 15 g,白术 10 g,薏苡仁 20 g,大黄 15 g,白僵蚕 10 g,胆南星 8 g,地龙 10 g,车前子 15 g,炒栀子 10 g,赤芍 40 g,桃仁 10 g,黄芪 20 g,旱莲草 15 g。另用小承气汤加味保留灌肠。9 月 8 日查血氨 12.6 μmol/L,病情稳定,未出现意识障碍已 1 个月余,于 9 月 10 日出院。

例 2,邹某,男,41 岁。于 1989 年 11 月 15 日入院,主诉:脘腹痞闷、胁痛、纳差 10 天,身、目、尿黄 5 天。过去无肝病史,门诊查肝功能:黄疸指数 100 U,GPT 600 U/L,TP 60 g/L,A/G 0.39。入院后出现鼻衄,腹胀加重,纳呆,定向异常,精神呆滞,表情淡漠,反应迟钝,双手扑翼样震颤,腹部膨隆,肝脾未触及,下腹部有移动性浊音,双下肢水肿,舌质红,可见紫暗瘀点,苔白腻微黄。凝血酶原时间 27 s(奎克氏法)。中医诊断:急黄。病机为湿热蕴结、熏蒸肝胆、侵及营血,用清热利湿、凉血活血、芳香开窍法。药用茵陈、炒栀子、白茅根、丹参、当归、生地、丹皮、赤芍、白芍、茯苓、车前子、石菖蒲、郁金、橘叶、大腹皮煎汤送服苏合香丸,同时服丹参液 10 mL,每日 2 次,配合西医护肝及对症治疗,3 天后神志症状消除,停服苏合香丸。守上方 1 个半月,病情明显好转,改用疏肝健脾法调理,出院前诸症全消,苔脉正常,肝功能:TP 72 g/L,A/G 0.85,黄疸指数 5 U,GPT 173 U/L。于 1990 年 3 月 9 日出院,出院后半年随访,肝功能恢复正常,参加工作。

三、讨论

肝昏迷又称肝性脑病,是由于肝病(包括重型肝炎及肝硬化等)肝功能失代偿引起的,其发病机制主要是血氨高,氨基酸比例失衡,假性神经递质、短链脂肪酸增多等,与来自肠道的有害物质进入脑部有关。另有一部分肝硬化门静脉高压症患者,由于血氨增高,通过门体循环分流绕过肝脏直接进入体循环,透过血脑屏障到大脑引起肝昏迷,故又称门体循环脑病。当肝病肝功能障碍时,即使肝脏能接受一部分来自门静脉的血流,也会因尿素代谢的能力太低而无法将氨转为无毒的尿素排出体外。由于重型肝炎的肝功能衰竭引起肝昏迷,预后极差。门体循环脑病,只要及时采取降氮及纠正氨基酸比例失衡等措施,其预后相对较好。

本病先出现精神症状,继而出现意识障碍,常有肝功能损害、黄疸、腹水、腹胀等,西医按病情可分为 4 级(期):1 期(前驱期),轻度性格改变,举止反常,有扑翼样震颤;2 期(肝昏迷前期),有精神错乱,意识模糊,定向障碍,常出现扑翼样震颤,膝反射亢进,肌张力增高;3 期(昏睡期),亦称木僵期,昏睡,刺激方知;4 期(昏迷期),深昏迷,反射消失。治疗方面:强调早诊早治,采取综合治疗措施,以提高抢救存活率,晚期患者常并发脑水肿、感染、电解质紊乱、肝肾综合征、上消化道出血,甚至多器官功能障碍,则病死率增高。

本文医案属于早期肝昏迷,通过中医辨证论治,配合西医对症治疗,抢救成活。早期患者可口服中药汤剂,对湿浊蒙蔽、清窍不利型患者可给苏合香丸化水吞服,对热毒炽盛、内陷心包型患者给安宫牛黄丸化水吞服,还可酌情给至宝丹、紫雪丹。昏迷时采用鼻饲法,或用醒脑静静脉滴注,或用清开灵 30 mL 加入 10% 葡萄糖液 250 mL 静脉滴注。西药对症治疗可用降氨措施,如乙酰谷氨酰胺,或谷氨酸盐类,并用支链氨基酸纠正血浆氨基酸比例失衡。另外,由于大肠是产氨的主要场所,而在碱性环境中 NH_4^+ 转为 NH_3 易被吸收,在酸性环境中 NH_3 转为 NH_4^+ 不被吸收,故须保持肠道呈酸性,可用食醋 100 mL 加温开水 100 mL 或 10% 柠檬酸保留灌肠。注意使患者大便通畅,可采用乳果糖(又称杜秘克),每天 100~200 mL,分 3~4 次口服,本品有缓泻作用,服药后使肠道呈酸性(pH 值降至 5.5 以下),减少氨的吸收,促进氨的排泄,且可抑制肠道有害细菌的过度繁殖,维持肠道菌群平衡,防治肠源性内毒素血症。医案 1 除口服中药汤剂外,另用小承气汤加味保留灌肠。此方中大黄具有下积滞、泄实热及行瘀解毒功效,配伍枳实、厚朴以增加大黄通腑理气作用。为使灌肠中药煎剂呈酸性,可加食醋 50~100 mL,采取保留灌肠法,药物直接被肠黏膜吸收,患者易于接受。

总之,对于肝昏迷,必须注意早发现、早治疗,采用中西医结合的综合治疗,多途径给药,以提高肝昏迷患者的抢救存活率。

(朱起贵　朱建红)

益气活血合剂抗牛血清白蛋白免疫性
肝纤维化作用的实验研究

肝纤维化贯穿于慢性肝病的发病过程中,结局是肝硬化。迄今为止防治肝纤维化药物的实验研究多用化学药品中毒所致的慢性肝损伤模型,这与大多数慢性肝病肝纤维化的发生机制不同,临床难以重复其效果。本实验在首创用牛血清白蛋白复制免疫性肝纤维化模型上,主要观察了益气活血合剂抗肝纤维化效果,从肝组织胶原蛋白含量测定和肝组织病理形态学改变来评定肝纤维化的形成及中药防治效果,并探讨了其作用机制,试图为临床防治有免疫复合物病理机制参与的慢性肝病(如乙型肝炎、丙型肝炎)所致的肝纤维化的用药提供参考依据。

一、材料

1. 动物

Wistar 雌性大鼠 44 只,年龄 80 天,每只体重 130 g 左右。提供补体的昆明种小鼠年龄 70 天,购于湖北省医药工业研究院有限公司。

2. 饲料

大鼠标准块料,由湖北省医药工业研究院有限公司提供。

3. 主要试剂

(1) 牛血清白蛋白(BSA):电泳纯,购于中国科学院新疆理化技术研究所。

(2) 弗氏不完全佐剂:羊毛脂(化学纯)、液体石蜡(化学纯),加热至70 ℃混匀即得,高压灭菌,4 ℃保存备用。

(3) 酵母菌:普通食用酵母菌。

(4) L-羟脯氨酸:生化试剂介于2～3 级。

4. 药物

300%(即 3 g 生药/mL)的中药合剂,湖北省中医院中药剂型改革研究室生产。各组成药由中药房提供,分两类:①益气活血、行气解毒合剂(简称益气活血合剂):黄芪15 g,党参 10 g,当归 10 g,川芎 10 g,玄胡 10 g,白花蛇舌草 20 g 等。②养阴活血、凉血解毒合剂(简称养阴活血合剂):生地 10 g,枸杞 15 g,赤芍 10 g,丹参 15 g,丹皮 10 g,虎杖 10 g等。

二、方法

1. 分组方法

44 只大鼠随机取 6 只为正常对照组（简称正常组），其余以 18 mg/mL BSA 生理盐水溶液的不同浓度稀释液攻击注射 2 周后剩余 32 只，按体重随机分为 3 组：病理对照组（病理组）、益气活血组、养阴活血组，各 11、10、11 只。于 3 组中随机处死 5 只检查，益气活血组及养阴活血组各 1 只大鼠因灌胃导致死亡，病理组 1 只大鼠中途取肝组织过多致肝出血死亡。

2. 模型复制

除外正常组大鼠，余均以 9 mg/mL BSA 弗氏不完全佐剂混悬液注射，每次 0.5 mL/只，小剂量多部位皮下注射 5 次以致敏动物。第 1、2 次间隔 2 周，其余间隔 1 周。末次致敏注射后 1 周，球后静脉丛采血测大鼠血清中抗 BSA 抗体。取抗体阳性者尾静脉攻击注射 18 mg/mL BSA 生理盐水溶液的不同浓度稀释液，每周 2 次，剂量由每只 2 mg/0.4 mL 递增至每次 3 mg/0.4 mL，第 12 次 3.4 mg/0.4 mL，以后每次增加 0.2 mg/0.4 mL 至最大量 4 mg/0.4 mL，共 15 次。末次攻击注射后第 3 天处死全部动物，观察期 95 天。正常组大鼠以等量生理盐水注射。

3. 各组处理方法

（1）中药治疗组：益气活血组、养阴活血组各给予益气活血和养阴活血合剂，每日每次 2 mL/200 g，于攻击注射 4 次后开始灌胃给药至实验结束。

（2）病理组与正常组，均给予洁净自来水灌胃。

上述各组均饲以足量大鼠标准块料，自由进自来水。

4. 检测方法

（1）血清中抗 BSA 抗体：于第 5 次致敏注射后 1 周检测，用琼脂双向扩散法。

（2）红细胞 C_3b 受体（RBC-C_3b-R）花环率及红细胞免疫复合物（RBC-IC）花环率测定：于攻击注射 15 次后 1 天进行。

（3）肝胶原蛋白定量分析：于实验结束时进行，参照 Bergman 法。

（4）肝脾重量：处死动物并取材后立即称取。

（5）光镜观察：取新鲜肝组织，用 10% 甲醛固定，石蜡包埋切片，HE 及 Masson 结缔组织三合染色，用普通光镜观察肝细胞、肝组织结构纤维增生情况及炎性反应。

三、结果

（1）大鼠死亡情况：病理组 11 只中死亡 1 只，其余 3 组均无自然死亡。

（2）大鼠血清抗 BSA 抗体测定结果：扩散 10 h，正常组无沉淀线出现，其余各组大鼠各抗原浓度均出现沉淀线。

（3）大鼠脾重量、红细胞免疫功能及肝胶原蛋白含量测定结果见表 2-1-21。

表 2-1-21　中药对肝纤维化大鼠脾重量、红细胞免疫功能和肝胶原蛋白含量影响（$\overline{X}\pm S$）

组　　别	鼠数/只	脾重量/g	红细胞免疫功能		肝胶原蛋白 /(g/g 肝)
			RBC-C_3b-R 花率环 /（%）	RBC-IC 花环率 /（%）	
正常组	6	0.78±0.12	10.33±3.50	1.83±1.17	6.43±1.11
病理组	8	1.34±0.16*	2.50±1.07**	8.63±3.89**	23.38±15.31*
益气活血组	6	1.10±0.21	8.00±5.40△	4.50±3.32△	10.10±6.06△
养阴活血组	9	1.57±0.44**	7.75±5.39△	6.13±3.30△	16.06±7.47

注：与正常组比较*△$P<0.05$，与病理组比较△$P<0.05$。

四、肝组织病理学观察

中药抗大鼠肝纤维化光镜观察结果见表 2-1-22。

表 2-1-22　中药抗大鼠肝纤维化光镜观察结果

组　　别	鼠数/只	肝纤维化程度				积分（$\overline{X}\pm S$）
		0 分	1 分	2 分	3 分	
正常组	6	6	0	0	0	0
病理组	8	1	5	1	2	1.4±101*
益气活血组	6	4	1	1	0	0.5±083△
养阴活血组	9	2	5	5	0	1.0±071

注：与正常组比较*△$P<0.01$，与病理组比较△$P<0.01$。

将肝纤维化程度分成－、＋、＋＋、＋＋＋4 级，分别给予 0、1、2、3 分。"－"表示汇管区无明显纤维组织；"＋"表示汇管区有较多纤维组织增生，呈局限性；"＋＋"表示汇管区有大量纤维组织增生，呈窄带状，并向肝小叶周围伸展；"＋＋＋"表示汇管区有大量纤维组织增生，呈宽带状并伸展包绕肝小叶，且见中央静脉偏位现象。

病理组：光镜下大多数鼠肝汇管区及小叶间结缔组织增生，进一步伸入并分割肝小叶，肝小叶结构紊乱，形成假小叶，可见残存肝细胞团，增生的纤维组织中有许多炎性细胞浸润，肝细胞不同程度增生。于增生的纤维组织附近，可见界板肝细胞核固缩、核碎裂、核溶解，炎性细胞侵入血窦，窦隙增宽，肝窦瘀血，附近肝细胞坏死。养阴活血组：部分鼠肝汇管区纤维组织增生，向肝小叶内伸展，但较病理组纤维隔薄，向肝小叶内伸展浅，增生的纤维组织内有较多炎性细胞浸润，增生的纤维组织附近，肝细胞核固缩，炎性细胞侵入血窦,较病理组轻,肝细胞轻度增生,可见养阴活血法可减轻肝纤维化的程度。益气活血组:大多数鼠肝汇管区仅有少量胶原纤维,接近正常,肝小叶间未见胶原纤维增生,肝细胞索呈放射状排列,汇管区纤维组织内仅有少许炎性细胞浸润,部分鼠肝细胞胞浆疏松化,肝细胞无明显增生,可见益气活血法有效地防治了肝纤维化。正常组:鼠肝汇管区纤维组织少,肝细胞索呈放射状整齐排列,肝细胞结构正常(图 2-1-1 至图2-1-8)。

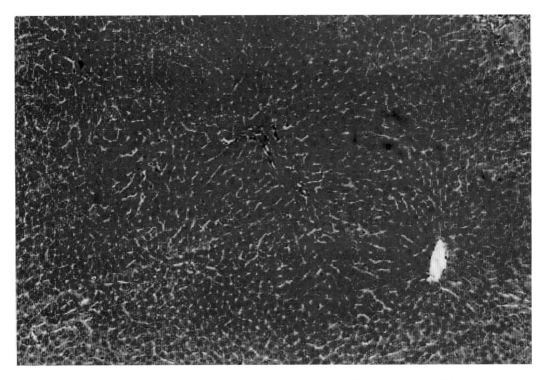

图 2-1-1　HE×200　正常肝脏结构:肝小叶及汇管区明显,肝小叶组织结构正常

五、讨论

(1) BSA 致免疫性肝纤维化形成及中药防治效果　病理组大鼠肝纤维化发生率为8/9(88.9%),其中肝硬化形成率为 2/9(22.2%)。益气活血组大鼠肝纤维化发生率为2/6(33.3%),无肝硬化形成。肝纤维化程度与肝胶原蛋白含量经直线相关检验,病理、益气活血及养阴活血组 r 分别为 0.959、0.902、0.905,P 值分别小于 0.01、0.02、0.01,表明 BSA 有较好、可靠的致免疫性肝纤维化作用,益气活血中药合剂有效防治了肝纤维化发生。BSA 生理盐水溶液攻击注射 4 次后大鼠肝胶原蛋白含量与正常组间无统计学区别,亦无明显肝纤维化产生,提示肝纤维化发生于多次 BSA 攻击注射后,中药主要是防止肝纤维化发生。

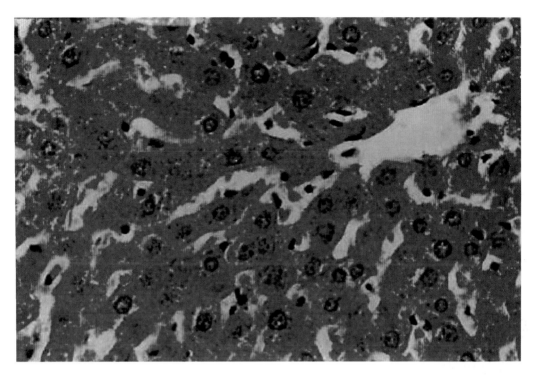

图 2-1-2 HE×1000 正常肝脏结构:肝小叶内中央静脉及周围的肝细胞索、肝窦、库普弗细胞

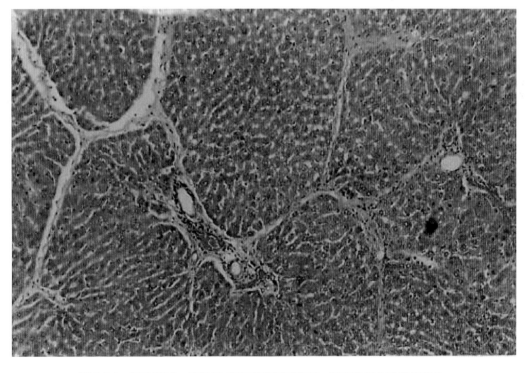

图 2-1-3 HE×200 病理组:肝纤维隔厚薄不均,原有的肝小叶轮廓消失,
隔内有炎性水肿、充血及慢性炎性细胞浸润

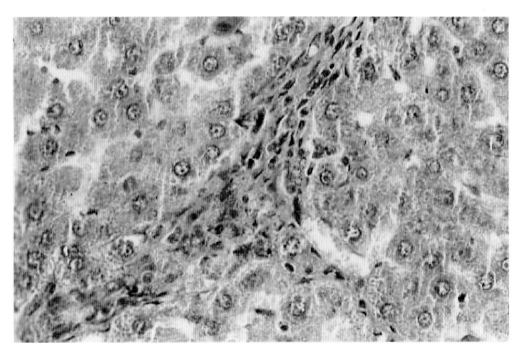

图 2-1-4　HE×1000　病理组:假小叶纤维隔宽,有炎性水肿、炎性细胞浸润,肝细胞损伤明显

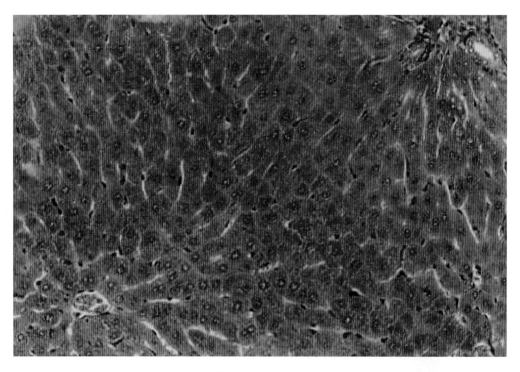

图 2-1-5　HE×400　益气活血组:肝汇管区仅有少数胶原纤维,接近正常,肝细胞索呈放射状排列,汇管区有少量炎性细胞浸润,肝血窦瘀血、扩张,少许肝细胞混浊肿胀、溶解坏死

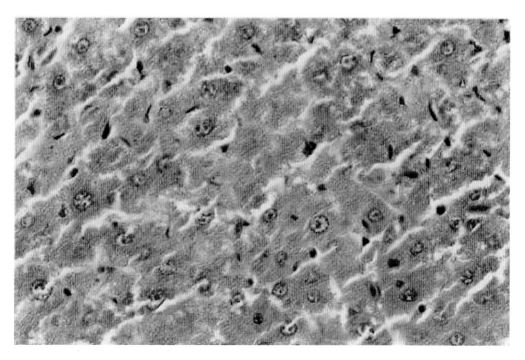

图 2-1-6　HE×1000　益气活血组:肝细胞混浊肿胀,体积增大,
分界不清,胞核略淡染,库普弗细胞增生不明显

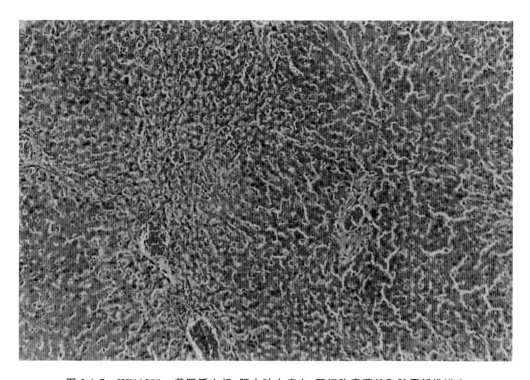

图 2-1-7　HE×200　养阴活血组:肝小叶内瘀血,肝细胞索萎缩和胶原纤维增生

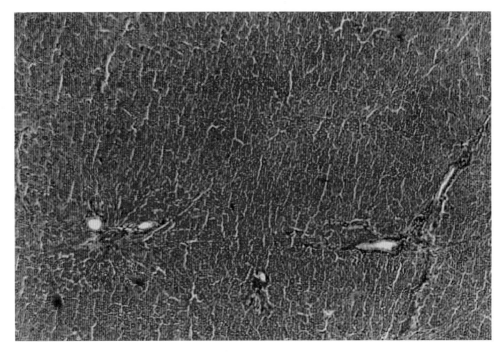

图 2-1-8　HE×200　养阴活血组:菲薄的肝纤维隔分隔原有的肝小叶,但肝细胞的坏死并不严重

（2）抗免疫性肝纤维化作用机制

① 提高红细胞清除 IC 功能　红细胞在清除 IC 方面起重要作用。本实验结果表明病理组红细胞清除 IC 功能降低,益气活血及养阴活血中药合剂均有提高红细胞清除 IC 的功能,于是 IC 在肝内沉积减少,介导的变态反应性炎症减轻,减少了肝纤维化的发生。

② 调整体液免疫反应　脾脏是合成和分泌抗体的重要场所,有清除异物和自身衰亡细胞的作用。经 BSA 造模而肝纤维化程度为"＋"的大鼠较正常大鼠脾重量增加(P <0.05),病理组较正常组脾重量明显增加,而益气活血组脾重量与正常组比较,差异不明显。提示益气活血法对体液免疫反应有调整作用。益气药如黄芪、党参等有促进抗体生成的作用,抗体增多,形成较大 IC,易为单核-巨噬细胞所吞噬;IC 减少,进入脾脏的 IC 亦少,减轻脾脏吞噬 IC 的反应,微循环改善,肝纤维化产生程度轻,脾瘀血减轻,这样脾重量减轻。

③ 提高单核-巨噬细胞系统(MPS)的吞噬功能　单核细胞、巨噬细胞均可通过其膜表面 Fc、C3b 受体作用将 IC 吞噬并清除。方中黄芪、党参、当归、白花蛇舌草等可增强 MPS 的吞噬功能,于是 CIC、肝内 IC 沉积减少。

④ 改善微循环　方中玄胡、川芎、赤芍、当归等活血化瘀药可改善肝脏微循环,增加肝组织血流量,因此可增强或增加库普弗细胞的吞噬功能及 RBC 清除 IC 的能力和机会,减少 IC 在肝脏的沉积;缺 O_2 及瘀胆减轻,炎症反应减弱;刺激纤维母细胞增殖作用减弱;改善血氧供给,减轻或防止了肝细胞变性与坏死,刺激纤维组织增生作用减弱,减轻肝纤维化。

参考文献

[1] 翁维良.20种活血化瘀药对实验性微循环障碍的观察[J].中西医结合杂志，1984,4(9):555.

（方步武　朱起贵　等）

牛血清白蛋白致免疫损伤性肝纤维化动物模型的研究

本研究采用牛血清白蛋白(BSA)小剂量递增法多次对大鼠进行尾静脉注射,复制免疫损伤性肝纤维化模型,经肝组织光镜和电镜病理学观察和肝胶原蛋白含量测定,证明已造成大鼠肝纤维化模型,肝纤维化发生率为 92.3%(12/13)。该方法成功率较高,重复性好,应用血清学红细胞膜表面受体和免疫组化检测,提示体内有 BSA 抗体形成,循环免疫复合物异常增高和肝组织内有 BSA 和(或)BSA-抗 BSA 复合物沉淀,说明为免疫复合物介导的Ⅲ型变态反应所致的肝损害。可认为此模型比较接近人类病毒性肝炎所致的肝纤维化。

一、材料与方法

雌性大鼠,体重 130 g 左右。大鼠饲料为标准块料,购自湖北医药工业研究院有限公司。BSA:电泳纯,由中国科学院新疆理化技术研究所出品。人血清白蛋白(HSA):由成都生物制品研究所有限责任公司生产。实验分组:大鼠 51 只,分为正常对照组(C组)17 只、BSA 组 19 只和 HSA 组 15 只。实验分三次进行,各次实验分布:第一次 C 组 5 只,BSA 和 HSA 组各 8 只;第二次 C 组 6 只,BSA 组 0 只,HSA 组 7 只;第三次 C 组 6 只,BSA 组 11 只,HSA 组 0 只。

模型复制:①BSA 造模:以 9 mg/mL BSA 弗氏不完全佐剂混悬液注射,每次 0.5 mL,小剂量多部位皮下注射以致敏动物,共 5 次,第 1、2 次间隔 2 周,其余间隔 1 周。末次致敏注射后 1 周,球后静脉丛采血测大鼠血清中抗 BSA 抗体,取抗体阳性者尾静脉攻击注射,每周 2 次,剂量由每只 2 mg/0.4 mL 递增至 3 mg/0.4 mL,第 12 次 3.4 mg/0.4 mL,以后每次增加 0.2 mg/0.4 mL,直至 4 mg/0.4 mL,共 15 次,末次攻击注射后第 3 天,处死全部动物,实验期 95 天。②HSA 造模:用 HSA 代替 BSA,方法同上。③C 组:用生理盐水代替 BSA,方法同上。

观察指标与检测方法:①血清中抗 BSA 抗体测定:于第 5 次致敏注射后 1 周进行,用琼脂双向扩散法;血清谷丙转氨酶用赖氏法;血清白蛋白、总蛋白,用溴甲酚绿法、双缩脲法;血清白蛋白电泳,用醋酸纤维素薄膜法;胶原蛋白定量分析参照 Bergman 法。②电镜检查:取新鲜肝组织 1 mm×1 mm×1 mm,用 2% 戊二醛和 1% 锇酸固定,常规制片,日立 H-600 电镜观察,计量资料用 t 检验,光镜结果用 q 检验。

二、结果

(1) 一般情况:当攻击注射时,造模大鼠部分发生不同程度的过敏性休克反应,如呼吸急促、侧倒等,经 30 min 恢复,有的死亡,死亡率 BSA 组 31.6%(6/19),HSA 组 40%(6/15),正常对照组 17 只无死亡。

(2)肝脏大体形态及肝脾重量:造模大鼠大多数肝脏表面呈不同程度淡黄色,少光泽;部分有灰白色细小颗粒,质稍韧,剪碎时有沙粒感,每 100 g 大鼠肝重量 BSA 组和 HSA 组分别与 C 组比较,$P<0.05$ 和 $P<0.01$;脾重量 BSA 组和 HSA 组分别与 C 组比较,$P<0.01$ 和 $P>0.05$。

(3)大鼠血清抗 BSA 抗体、抗 HSA 抗体检测,扩散 10 h BSA、HSA 免疫大鼠各抗原均出现沉淀,正常对照组无沉淀,扩散 24 h 情况同上。

(4)生化指标:肝功能,血清白蛋白、球蛋白及其比值,血清白蛋白电泳结果,BSA 组、HSA 组与 C 组间均无统计学差异。肝胶原蛋白含量(mg/g),BSA 组和 HSA 组分别与 C 组比较均 $P<0.01$。

(5)病理组织学观察:光镜下 BSA 组和 HSA 组大鼠肝细胞胞浆均可在界板区见肝细胞变性与坏死,炎性细胞浸润,肝小叶结构紊乱,汇管区及小叶间结缔组织增生,形成假小叶。电镜下:BSA 组大鼠多数肝细胞结构模糊,核固缩,线粒体肿胀或髓样变,嵴模糊不清,粗面内质网脱颗粒,贮脂细胞或成纤维细胞增生,肝细胞之间有大量胶原纤维增生。

(朱起贵　方步武　等)

101

中医药抗肝纤维化的临床研究进展

肝纤维化是慢性肝病的病理特征之一,这种病理改变贯穿于慢性肝病发病过程中,只是表现程度轻重不同,肝纤维化可影响肝功能,最后发展为肝硬化。肝硬化是各种慢性肝病经久不愈的结局。著名的肝病学家 Hans Popper 曾说过:谁能阻止肝纤维化,谁就能治疗大多数肝病。以往普遍认为肝纤维化尚可逆转,而肝硬化则不可逆转。近年来有肝病学者进行临床研究证实早期肝硬化的可逆性显然是存在的。学者们对抗肝纤维化的可能性与前景产生了广泛的兴趣。

医疗技术发达的国家对肝硬化患者采用同种异体肝移植,这在不发达国家和地区难以实现。目前用于临床抗肝纤维化的西药不多,如秋水仙碱、皮质类固醇、D-青霉胺、马洛替脂等,均有待继续研究。

从 20 世纪 50 年代以来,国内不少单位和学者开展了中药抗肝纤维化的研究,取得了一些成绩,近年来检测技术及研究方法的进步,从分子水平对胶原纤维的生成与分解有了较多的阐明,本文就中医药抗肝纤维化的临床研究进展综述如下。

一、抗肝纤维化的单味药或中药提取物

徐氏报道用丹参素 6～8 mg/d 加入 10%葡萄糖液 500 mL 中静脉滴注治疗小儿慢性活动性肝炎 4 例,1.5～3 个月后 3 例血瘀证消失,肝脾不同程度回缩,治疗前后肝活检电镜观察,其中:1 例肝炎症状消失;1 例慢性活动性肝炎合并结节性硬变,治疗后未见结节;另 1 例慢性活动性肝炎情况好转。仅 1 例无效。俞氏以桃仁提取物(主要成分为苦扁桃仁苷),治疗血吸虫病肝硬化,发现其能使肝脏软缩,尿羟脯氨酸排泄量增加,肝血液图舒张指数明显降低。张氏等用虫草菌丝治疗血吸虫病肝纤维化,认为能使细胞免疫功能明显好转,血清 TNF 水平下降(由(7.86±0.54) U/mL 降至(2.60±0.54) U/mL)。认为其抗血吸虫病肝纤维化的机制可能是调节宿主的细胞免疫,抑制肝胶原的合成,并促进其降解。以上丹参素及桃仁提取物属活血化瘀药,虫草菌丝属扶正药,肝硬化患者既有血瘀,又有久病则虚的证候,故需采用扶正祛瘀治法,另学者用桃仁提取物合虫草菌丝治疗肝硬化。刘成等通过对 65 例肝炎后肝硬化患者的观察,发现桃仁提出物合虫草菌丝对改善患者的临床症状和免疫功能、降低门静脉压、改善肝细胞变性、减少炎性细胞浸润、减少结缔组织具有较好的疗效,其中 2 例做了肝穿刺活检电镜检查,发现贮脂细胞内脂滴明显减少。刘平等观察桃仁提取物合虫草菌丝对肝炎后肝硬化患者胶原代谢的影响,发现能使单胺氧化酶活性、血清Ⅲ型前胶原肽(PⅢP)及血浆羟脯氨酸均显著下降,尿羟脯氨酸排泄增加。王氏观察桃仁提取物合虫草菌丝对血吸虫病肝

硬化患者的影响,发现能促使患者肝内胶原分解,提高机体免疫功能。徐氏等进一步用桃仁提取物合人工虫草菌丝治疗肝炎后肝硬化54例,临床各项资料及肝胶原代谢各项指标显示二药合用治疗肝炎后肝硬化具有一定的临床价值,对其中6例患者做了治疗前后腹腔镜检查和肝活检,从病理学和免疫组化角度探讨药物抗肝纤维化的作用,发现治疗后患者肝硬化和色泽多有好转,肠系膜等处血管曲张度减轻,镰状韧带水肿消失,腹水消退,多数病例肝细胞变性减轻,纤维间隔减少,半数以上病例肝窦周围和肝细胞之间Ⅰ、Ⅱ、Ⅲ型胶原,PⅢP减少,结果提示:桃仁提取物合虫草菌丝在阻断肝脏纤维组织增生方面有积极意义,因而在肝炎后肝硬化的治疗中具有一定的价值。认为患者肝脏纤维化程度的减轻,主要与桃仁提取物增加肝脏血流量,抑制贮脂细胞的活化,从而减少胶原等基质成分的合成,促进其分解,干扰了肝窦基底膜的形成等作用有关。而肝细胞的变性好转,与虫草菌丝调整机体免疫功能,保护肝细胞的作用关系更大。

二、抗肝纤维化的复方研究

复方861合剂由丹参、黄芪、陈皮、香附、鸡血藤等10味中药组成,治疗慢性乙型肝炎(CHB)伴纤维化患者,服药半年以上的49例患者治疗后症状改善率为67%,血清纤维化标志物含量较治疗前显著下降,33%的患者门静脉管径缩小,脾肿大的回缩率为52%。而后多中心观察此合剂对CHB与早期肝硬化患者肝纤维化的作用。治疗组52例,安慰组50例,肝组织病理结果证实了复方861合剂对CHB伴纤维化、早期肝硬化患者有效。又如扶正化瘀胶囊(片)(由虫草菌丝、丹参、桃仁、松花粉及绞股蓝等组成),可改善肝硬化患者肝功能、调整异常免疫功能及降低血清肝纤维化标志物水平等,而多中心、随机、双盲、平行对照治疗CHB伴纤维化患者6个月,以肝组织病理为主要疗效指标的研究提示:216例患者中有93例在治疗前后做了2次肝活检,扶正化瘀组50例,对照组43例,结果扶正化瘀组治疗后逆转率为52%,改善幅度显著优于对照组。以上可说明中医药治疗肝纤维化、肝硬化取得较大进展。

近年来对CHB伴纤维化、肝硬化患者,提出抗病毒(治本)联合抗纤维化的治疗方案。为探讨此方案的疗效,上海交通大学医学院附属瑞金医院谢青教授团队和上海中医药大学附属曙光医院徐列明教授团队开展了一项小样本的研究,该随机、双盲、双中心、平行对照研究将GPT<5倍作为正常上限值,将肝活检确诊为肝纤维化的患者51例,随机分为联合组(扶正化瘀片联合思替卡韦)及对照组(思替卡韦联合安慰剂),治疗48周,期间每12周随访一次,治疗后给予两组扶正化瘀片联合思替卡韦开放治疗,定期随访至96周。结果显示,联合组肝纤维化改善率(Ishak评分下降大于1分的百分比)和肝脏炎症改善率(炎症分级下降大于1级的百分比)均较对照组显著提高且未出现恶化。治疗后纤维化程度较重(Ishak>5)的患者数在两组中均明显减少,联合组改善更佳。治疗后患者比例较治疗前降低40.9%,而对照组仅降低20.9%,研究提示在改善肝纤维化和肝脏炎症方面,扶正化瘀片联合恩替卡韦治疗较单用恩替卡韦有显著优势,P 值有统计学意义。

三、评价与展望

上述资料提示中医方药有效成分可减轻肝细胞炎性坏死,促进肝细胞修复再生,改善肝脏微循环,增强机体免疫功能,具有抑制肝胶原纤维合成或促进肝胶原纤维降解等作用。从中医药筛选防治肝纤维化的有效方药,为治疗慢性肝炎及肝硬化提供了广阔的发展前景。

我国病毒性肝炎发病率高,肝纤维化多为病毒持续作用损害肝脏的结果,治疗上既要抗病毒,又须护肝,防治肝纤维化,目前抗肝纤维化用得较多的是益气(扶正)活血化瘀法则,以扶正化瘀胶囊(片)为代表的口服全植物药配方的创新中药于 2006 年通过美国食品药品监督管理局审批,成为肝病领域首个在美国进行 Ⅱ 期临床研究的中成药,国内已经广泛应用。

肝组织病理形态学检查是最能反映肝损害及纤维化程度的金指标,但肝穿刺部位局限,且活检的动态观察患者难以接受,因此用实验室检查血清肝纤维化指标,作为临床观察有实用价值,常用的有以下几种:PⅢP 能反映 Ⅲ 型胶原合成及降解的过程,肝纤维化早期以 Ⅲ 型胶原纤维升高为主,血清Ⅲ型前胶原(PCⅢ)水平也随肝纤维化程度的增加而呈递增性升高,有助于肝纤维化或早期肝硬化的诊断。胶原蛋白含量(羟脯氨酸,HYP)是胶原特有的氨基酸,肝组织及血浆中其含量与纤维化程度呈平行相关,可作为肝纤维化程度的指标,测定尿中 HYP 可反映体内胶原分解代谢的程度。血清透明质酸(HA)随着肝损害程度加重而逐渐升高,肝硬化时 HA 显著升高,诊断准确率可达89.8%。纤维连接蛋白(Fn):慢性活动性肝炎患者血浆 Fn 升高反映肝纤维组织增生,早期肝硬化时显著上升,肝硬化代偿期时下降。因此 PⅢP、PCⅢ、HA、HYP、Fn 等可作为判定药物防治肝纤维化的疗效标准。国内抗肝纤维化的实验研究较为深入,近年来中医药抗肝纤维化的临床研究也取得了较大进展。而临床研究可能由于慢性肝病病情较复杂,存在机体的个体差异,加之肝组织活检难以推广等原因,虽然各种抗肝纤维化的方药不少,但说服力不够,其治疗经得起重复应用的方药不多。因此,一方面必须将临床研究与实验研究紧密结合,用合适的动物模型进行实验,筛选抗肝纤维化有效无毒的方药,并探讨其药物的作用机理;另一方面临床研究必须有严格的科研设计,如临床观察须设随机、双盲、对照组,选择特异性强、敏感性高、能确切反映胶原纤维合成与降解的检测指标,结合肝组织病理检查,联合判定纤维化的程度,通过临床与实验研究总结出疗效高、副作用少,并能推广应用的方药,这些还有待医学工作者继续进一步研究探索。

参考文献

[1] 张立煌,蔡卫民,刘荣华,等.虫草菌丝(心肝宝)治疗血吸虫病肝纤维化的实验

研究[J].中西医结合肝病杂志,1992,2(2):22.

[2]段钟平,王宝恩,王泰龄,等.复方中药 861 冲剂治疗乙型肝炎肝纤维化[J].中华肝脏病杂志,1997,7(1):38.

[3]尹珊珊,王宝恩,王泰龄,等.复方 861 治疗慢性乙型肝炎肝纤维化与早期肝硬化的临床研究[J].中华肝脏病杂志,2004,12(8),467-470.

（朱起贵　陈雁南）

非酒精性脂肪性肝病防治的研究进展

能量不平衡及代谢功能障碍导致脂肪细胞功能紊乱而发生肥胖,主要因肥胖且排除酒精引起的脂肪肝为非酒精性脂肪性肝病(NAFLD)。NAFLD 患者大多存在外周和肝脏胰岛素抵抗。肝脏被认为是胰岛素抵抗和代谢综合征的主要靶器官,胰岛素抵抗与肝脏脂肪堆积有关。当胰岛素抵抗时,胰岛素对脂肪分解的抑制作用减弱而产生游离脂肪酸,脂肪组织分解大于合成,贮脂能力下降而使脂肪在肝脏异位沉积,形成脂肪肝。证据表明脂肪肝不仅会加重胰岛素抵抗,而且是糖尿病进展、动脉粥样硬化和血管功能失调的独立危险因子,故须及早防治。

一、NAFLD 的预防

可分为二级预防。

一级预防是阻断或减少发病因素,达到预防 NAFLD 发生的目的,通过健康教育和促进健康的社会保障措施,使人们自觉地改变不良生活方式,采取合理膳食,控制糖、脂肪摄入量,体育锻炼,减轻体重,防止肥胖,减肥比单纯治疗 NAFLD 更奏效,但减肥并非越快越好。有资料表明如果体重骤减 5 kg/月,就会动员较多脂肪进入肝脏,反而易发生脂肪肝及脂肪性肝炎(NASH),故宜缓慢减肥,以 6 个月减轻体重的 10% 为宜。特别对于肥胖合并高脂血症或糖尿病的高危人群,每周至少做 3 次,每次 1 h 的中等强度锻炼,控制体重达到体重指数<25,腰围为男性小于 102 cm,女性小于 88 cm。

二级预防是对 NAFLD 患者,预防其病情加重或防止发展为 NASH、肝硬化。预防的方法,除一级预防内容外,可服维生素 E 200 mg,一日二次,维生素 C 2 g,一日二次,以参与体内一些代谢反应,对抗自由基过氧化。同时加强锻炼,节制饮食,使体重减轻,当体重减轻 1%,转氨酶可降低 8.3%,经半年体重减轻 10%,转氨酶可复常。半年防治无效者需采用下列治法。

二、NAFLD 的治疗

治疗的主要目标:控制糖代谢紊乱,减少或避免二次打击,保护肝功能,防止 2 型糖尿病和心血管疾病。

1. 胰岛素增效剂

理想的治疗应特异性地针对与疾病发生密切相关的病理靶向,胰岛素抵抗与NAFLD 的进展密切相关,因此是治疗的主要靶向,可用胰岛素增效剂如双胍类和噻唑烷二酮类(包括罗格列酮及吡格列酮)。

(1) 二甲双胍

二甲双胍原为治糖尿病药,对 NAFLD、2 型糖尿病患者,可考虑用二甲双胍类药物。二甲双胍可增加外周组织对胰岛素的敏感性,调节糖代谢,减轻体重,抑制 TNF-α 的表达,减少肝脏脂肪蓄积及 ATP 耗竭,改善伴有胰岛素抵抗的 Cb/Ab 小鼠所发生的肝肿大、转氨酶升高,逆转脂肪肝。成人服法为 250 mg/d,餐后服。

(2) 罗格列酮(RGZ)

RGZ 通过激活过氧化物酶体增殖物激活受体(PPAR-γ)而发挥作用,调节糖、脂肪代谢,改善胰岛素抵抗。罗格列酮活化 PPAR-γ 后可通过调节脂肪细胞功能,增强胰岛素传导信号以及抑制 TNF-α 释放等多种途径改善胰岛素抵抗、拮抗核因子 κ 抑制蛋白激酶(IRK-β)在胰岛素抵抗中的促进作用,从而在 NASH 中发挥重要作用,为临床应用 PPAR-γ 激动剂治疗 NASH 提供了理论依据。文献报道在饮食与运动治疗基础上,治疗组患者口服罗格列酮钠 4 mg/d 或每日分两次服。对照组安慰剂 1 片,2 次/日,4 周后复查。治疗组与治疗前相比 GPT、GGT、TG 均下降,差异有统计学意义,胰岛素抵抗程度有显著改善,血清脂联素水平上升。另一项来自法国的随机双盲安慰剂对照的初步研究显示,用罗格列酮治疗 NAFLD 患者 1 年,可改善肝病进展,47% 的治疗组患者组织学应答(安慰剂组 10%)。38% 患者 GPT 复常,安慰剂组为 7%。

2. 未来潜在治疗的药物

(1) 脂联素

已发现健康志愿者血中富含脂联素,在 2 型糖尿病的发病过程中,血浆脂联素浓度水平与胰岛素敏感性相平行。胰岛素抵抗程度越高,脂联素水平越低,反过来脂联素水平升高可明显改善胰岛素抵抗,脂联素水平与 NAFLD 呈负相关。人为地增加脂联素能提高胰岛素敏感性,改善胰岛素抵抗及伴随的血浆、组织中的糖代谢。

(2) 瘦素

瘦素由脂肪细胞分泌,瘦素具有广泛的生物学效应,可抑制人的食欲,增加能量消耗,减轻体重。有研究显示肥胖患者血液循环中瘦素浓度为正常人的 2 倍,是消瘦者的 3 倍以上。肥胖而瘦素缺乏者仅占 5%,提示肥胖者普遍存在瘦素抵抗。研究人员希望借助研究成果开发出新型肥胖治疗药物,帮助因瘦素缺乏导致的肥胖者减肥。可能存在两种情况:一是部分瘦素相对缺乏者将有可能成为接受瘦素治疗的对象;二是瘦素治疗肥胖肯定有效,但因肥胖者多数伴有瘦素抵抗,故需较大的剂量,这必须做进一步临床研究。

脂肪组织不仅是能量贮存器,而且是一个内分泌器官,脂肪组织分泌的脂肪细胞因子有脂联素、瘦素等。其中脂联素为胰岛素抵抗导致代谢综合征的一个关键因子,而胰岛素抵抗与 NAFLD 的进展密切相关,因此脂联素可用作胰岛素增效剂。随着对 NAFLD 的深入研究,治疗 NAFLD 未来开发的药物可能有脂联素样药物、瘦素等。

3. 肝保护剂

（1）易善复

易善复是从大豆中提取的高纯度多烯磷脂酰胆碱，其中含人体内不能合成的必需磷脂（EPC）。EPC 与肝细胞膜上的磷脂相同，能对受损的肝细胞结构进行修复，从而增加膜的流动性和稳定性，且可使中性脂肪和胆固醇转化而容易代谢，促进肝内沉积的脂肪消退，阻止肝脏炎症，恢复肝功能。

（2）熊去氧胆酸

熊去氧胆酸有类似胆固醇树脂消胆胺的作用，可降血脂，并可稳定肝细胞膜和抑制单核细胞产生细胞因子，从而减轻肝细胞的脂肪浸润，保护肝细胞，对脂肪肝有治疗作用。对脂肪肝患者有降低 GPT、ALP、GGT 水平，使脂肪肝程度减轻的功效。

（3）凯西莱

凯西莱为一种含游离硫基的甘氨酸衍生物，可降低肝细胞 ATP 酶的活性，提高肝细胞 ATP 含量，恢复电子传递功能，改善肝细胞结构和功能，抑制肝细胞线粒体过氧化物脂质形成，从而保护肝细胞膜，促进肝细胞修复和再生。通过维持肝细胞内谷胱甘肽含量，防止甘油三酯在体内积聚，从而减少肝脏的脂质沉着。

另外还有水飞蓟宾、阿卡明等，以上护肝药可酌情选用 1～2 种。

4. 降脂药的应用

许多降脂药可驱使血脂集中于肝脏进行代谢，使脂质贮积于肝内并损害肝脏。有高血压、糖尿病的脂肪肝患者应在医生指导下进行降脂降糖治疗。NAFLD 指南提出，如果血脂紊乱经基础治疗和（或）应用减肥降糖药 3～6 个月及以上，仍呈混合性高脂血症合并 2 个以上危险因素者，需考虑加用贝特类、他汀类或普罗布考等降脂药。血脂康具有良好的调脂作用，还能纠正高脂餐后血脂异常。血脂康含羟甲基戊二酰辅酶 A 还原酶抑制剂，并含有多种必需氨基酸和不饱和脂肪酸，每克血脂康含洛伐他汀（美降脂）约 10 mg。有报道称血脂康治疗 NAFLD 合并高脂血症 48 例，安全有效。但 Maddrelg 教授对他汀类药物引起肝损伤的现象进行了评价，认为应用他汀类药物引起 GPT 升高较常见，而且有动物实验表明他汀类药物可引起肝坏死。从以上文献看来，用他汀类药物对于这些患者，其利弊仍有不同观点，因此须慎用，必要时选择适应证，且在应用过程中要定期查肝功能，必要时联用护肝药。

5. 中医药治疗

中医认为 NAFLD 的常见诱因为饮食不节，过食肥甘厚味，情志刺激。早期除痰湿阻滞，瘀血阻络基本病机外，多伴有肝郁脾虚，后期可能出现湿邪化热、肝肾阴虚。临床分别采用疏肝健脾、祛痰化湿、活血化瘀、滋阴补肾法。

（1）降脂柔肝汤（含生山楂、制首乌、决明子、泽泻等）

治疗 NAFLD 68 例，总有效率为 91.2%，对照组用熊去氧胆酸治疗 34 例，总有效率为 38.8%，差异有统计学意义。

（2）活血降脂胶囊（含山楂、草决明、黄芪、丹参等）

治疗 NAFLD 48 例，第一对照组用血脂康，第二对照组用舒降之，各治疗 18 例，疗程均为 12 周。结果：治疗组总有效率为 93.7％，血脂康组及舒降之组总有效率均为 72％，治疗组与对照组总有效率比较，$P<0.01$，差异有统计学意义。

（3）益肝降脂胶囊（含制首乌、银杏叶、丹参、豨莶草、茵陈等 10 味中药）

治疗 NASH 68 例，治疗组口服益肝降脂胶囊 6 粒（0.5 g/粒），3 次/天，对照组治疗 60 例，服用东宝肝泰 3 片/次，3 次/天。两组疗程均为 3 个月。结果：治疗组总有效率为 88.2％，对照组总有效率为 71.7％，差异有统计学意义。

中医药治疗 NAFLD 虽已取得某些疗效，但尚缺乏大样本随机双盲、平行对照的病例报道。如何充分发挥中医药整体辨证优势，掌握其治疗规律性，便于推广应用，尚需进一步研究。

参考文献

[1] 茅益民，曾民德.非酒精性脂肪性肝病和酒精性肝病的药物治疗研究进展及临床实验设计[J].肝脏，2006,11(6):437.

[2] 赵彩彦，王亚东，周俊，等.罗格列酮对大鼠非酒精性脂肪性肝炎逆转机制的研究[J].中华肝脏病杂志，2007,15(6):450-454.

[3] 崔克勤，赵翔伟，张耀，等.罗格列酮治疗非乙醇性脂肪肝的疗效与脂联素相关[J].世界华人消化杂志，2006,14(13):1326-1329.

[4] 尤红，张大志，任红.第 57 届美国肝病学会年会纪要[J].中华肝脏病杂志，2006,14(12):948-951.

[5] 黄一鑫.脂联素的研究现状[J].医学综述，2004,10(10):591-593.

[6] 张学武，周敏，胡国启.熊去氧胆酸联合护肝片治疗非酒精性脂肪性肝炎[J].中西医结合肝病杂志，2003,13(1):18-19.

[7] 方继伟，范建高.非酒精性脂肪肝病的治疗现状[J].中华肝脏病杂志，2003,11(2):120-122.

[8] 陈黎，涂燕云，林海，等.血脂康治疗非酒精性脂肪性肝病合并高脂血症 48 例[J].中西医结合肝病杂志，2006,16(2):112.

[9] 林宏.降脂柔肝汤治疗脂肪肝 68 例[J].中西医结合肝病杂志，2003,13(5):301.

[10] 陈晋源，康永.活血降脂胶囊治疗非酒精性脂肪肝 48 例[J].中西医结合肝病杂志，2006,16(2):114-115.

[11] 杨海棠，杨志勇，向仁义，等.益肝降脂胶囊治疗非酒精性脂肪肝 68 例[J].中西医结合肝病杂志，2007,17(1):56.

（朱建红　朱起贵）

脂肪肝重在摄生防治

随着人们生活条件的改善,因生活方式、饮食结构等因素变化的影响,近年来脂肪肝的发生率不断上升。肥胖超重的人群多数发生非酒精性脂肪性肝病,且因长期饮酒过量或短期内酗酒可造成酒精性脂肪肝。部分患者出现脂肪性肝炎或酒精性肝炎,可导致肝纤维化及肝硬化。营养过剩性脂肪肝为多元代谢综合征之一,常与肥胖症、高脂血症、糖尿病、高血压、冠心病、痛风(高尿酸血症)并存,严重威胁人们健康,必须及早摄生防治。

一、NAFLD 的摄生防治

防治 NAFLD,就营养过剩性脂肪肝而言,首先要减肥,减肥较治疗易奏效而且重要。主要需加强体育锻炼、节制饮食和改善不良生活习惯,但是减肥并非越快越好,如果体重骤减 5 kg/月者,就会动员较多脂肪进入肝脏,反而易发生脂肪肝及脂肪性肝炎,故宜缓慢减肥。通过摄生防治 6 个月,以体重下降 10% 为宜,具体措施如下。

1. 节制饮食

人体每天需要热量,如按成年体重 50 kg 计算,每天需要 1500～2000 cal(1 cal＝4.187 J)热量,NAFLD 患者宜采用低热量饮食,每天不高于 1200 cal。遵循低脂、适量碳水化合物、高纤维、低热量的膳食原则。饮食宜清淡,控制米饭摄入量,多吃新鲜蔬菜,增加蛋白食物,如牛奶、鸡蛋(一天一个)、鱼、瘦肉、豆制品等。宜食麦片、瓜果、蔬菜等。忌食或少吃零食、甜食、猪油、肥肉、火腿、蹄膀、蟹黄、动物内脏、夜宵等。

2. 保持良好的生活习惯

做到起居有常,不熬夜,每天保证约 8 h 睡眠,劳逸结合,适当休息,定时进餐,每餐只吃八分饱,早餐与中餐吃好,晚餐要吃少,睡前 2 h 不进食。通过健康教育,使人们自觉克服不良生活习惯,如久坐少动、酗酒、吸烟、暴饮暴食、进食过快、喜食甜食、爱吃零食等。

3. 体育锻炼

对于肥胖者,运动减肥比单纯节食更重要。应坚持中等量有氧运动,什么叫有氧运动呢?有氧运动也称有氧代谢,是指糖类、脂肪、蛋白在氧的参与下分解为二氧化碳和水,同时释放大量能量,使二磷酸腺苷合成三磷酸腺苷(ATP),然后释放能量,提供生命活动所需的能量。由于脂肪代谢的特点必须是有氧代谢,因此减肥及运动治疗脂肪肝必须做有氧运动。脂肪肝患者减肥应选择以锻炼全身体力和耐力为目标的中等强度的动态运动,即有氧运动,例如慢跑、中快步行(115～125 步/分)、游泳、骑自行车、打羽毛球、跳舞、上下楼梯，或做健身器运动。以上运动方式可根据自身情况任选几项。NAFLD 欧洲指南提出：体育锻炼方案来自糖尿病预防试验，并且受国际社会支持，它能用于 NAFLD/NASH 患者，包括每周至少 150 min 中等强度的体力活动（快步走），每周至少 75 min 的体力活动（慢跑），以及每周 2 次加强肌肉的锻炼。一般情况下，锻炼时要求达到心率 100 次/分以上。运动前阶段，大约前 5 min，先燃烧淀粉，运动时间越久就会燃烧越多的脂肪，只要持续 0.5～1 h，所消耗的热量的五成都由燃烧的脂肪来供应。如不节食，即使做 1 h 有氧运动，只能燃烧掉食物的淀粉和脂肪，燃烧不掉人体内积存多余的脂肪，这对减肥及运动治疗脂肪肝仍无益。

综上所述，减肥及运动治疗脂肪肝能否取得满意效果，往往取决于运动量的大小及运动持续时间是否掌握得当，须做中等强度的有氧运动，并持之以恒，但运动量不宜过大，因为超过身体承受能力，又会造成过度疲劳和运动性损伤及血压升高等不良反应，故不能操之过急，宜缓慢减肥。如果是脂肪性肝炎引起的转氨酶升高，通过以上摄生防治，可达到减肥目的。经过半年（减肥）如果体重下降 10%，转氨酶可同时下降。

治疗方面：脂肪肝患者如果血脂高，用西药降脂，常驱使血脂入肝脏进行代谢，可增加肝脏负担，影响肝功能，而对此中药具有优势，常用丹参、川芎、山楂、决明子、荷叶、泽泻等。通过以上摄生防治半年，对于脂肪性肝炎、肝功能仍异常者，应去正规医院治疗。

二、酒精性脂肪肝的摄生防治

酒精进入人体后，要在肝脏进行分解代谢，酒精及代谢产物乙醛对肝细胞有一定毒性，使肝细胞对脂肪酸的氧化利用减少，合成甘油三酯增多，因此饮酒越多，肝内脂肪酸和甘油三酯越容易堆积，越容易导致酒精性脂肪肝。有长期饮酒史，每天饮酒在 100～150 mL 者，发生酒精性肝病为不饮酒者的 5～25 倍，因为酒精对人体的危害以肝脏最严重。

预防酒精性脂肪肝，首要是限酒，如果必要时，须限制饮酒的浓度及量。对于成年男性、身体健康者，一天饮低浓度的白酒不要超过一两，或葡萄酒少于二两，或啤酒少于半瓶，女性减半。经常饮酒即使不超过限量，也会危害身体，特别是肝脏，因此饮酒不仅要少饮，还要不常饮，最好不饮。

酒精是一种肝脏毒素，成人一次饮烈性酒精的急性中毒剂量因人而异，一般为 50～70 g，致死量为 250～500 g。不同的人饮酒量和时间相同，有的发生肝病，有的不发生肝病，发生的程度也不一。长期过量饮用烈性酒，初期通常表现为脂肪肝，进而可发展为酒精性肝炎、肝纤维化和肝硬化，严重酗酒可诱发广泛肝细胞坏死，甚至肝衰竭，严重影响人们健康。如果发现已患酒精性脂肪肝，必须及时戒酒，同时需要良好的营养支持，应提供高蛋白低脂饮食，并注意补充足够的维生素和矿物质，如维生素 B、维生素 C、维生素 K、叶酸及锌等。做到这些部分脂肪肝可能在两个月消退，但也有需四个月或更长时间才能消退者。如果发展到酒精性肝炎或肝硬化,必须去正规医院诊治。

参考文献

[1] 吕文良.脂肪肝患者医食住行[M].北京:金盾出版社,2014.

[2] 施军平,茹清静,周宁.脂肪肝合理用药180问[M].2版.北京:中国医药科技出版社,2013.

[3] 王伯祥.中医肝胆病学[M].北京:中国医药科技出版社,1993.

(朱起贵)

高锰酸钾对乙型肝炎病毒消毒作用的实验研究

高锰酸钾（$KMnO_4$）是一种强氧化剂，也常用作消毒剂，但其对乙型肝炎病毒（HBV）的消毒灭活作用的研究罕见系统的报道。本研究采用 $KMnO_4$ 对 HBV 表面抗原（HBsAg）和 HBV-DNA 灭活作用及其对 Dane 氏颗粒形态学的电镜观察为手段，研究了 $KMnO_4$ 对 HBV 的灭活能力，并与几种常见的消毒剂进行比较，现将结果报道如下。

一、材料与方法

1. 材料

$KMnO_4$，AR 级。Dane 氏颗粒悬液，由武汉生物制品研究所有限责任公司提供。HBsAg 试剂盒，ELISA 法。32P-HBV-DNA 分子杂交试剂盒，由中国科学院武汉病毒研究所提供。对照用消毒剂为 84 消毒液、优氯净及过氧乙酸、戊二醛。中和剂：$KMnO_4$ 用 0.5％硫代硫酸钠加 0.5％半胱氨酸中和；戊二醛用 1％硫代硫酸钠中和。

2. 方法

（1）$KMnO_4$ 对 HBV 消毒灭活作用条件的确定

样品处理：以 Dane 氏颗粒悬液或 HBsAg 1∶256 阳性混合血清为样品，取样品 0.2 mL，加入 4 倍量的不同浓度的 $KMnO_4$，置室温（25 ℃）作用不同时间（5 min、10 min、30 min）后，加 $KMnO_4$ 中和剂中和，再分别进行各指标检测。

指标检测：①取经 $KMnO_4$ 处理后的 Dane 氏颗粒悬液样品，常规法上铜网 2 只，磷乌酸负染色后用 H-600 透射电镜观察 Dane 氏颗粒形态并拍照片。另取生理盐水（NS）代替 $KMnO_4$，处理后的 Dane 氏颗粒悬液上铜网 2 只，负染电镜观察，为阳性对照。②取经 $KMnO_4$ 处理的 HBsAg 1∶256 阳性混合血清为样品，按 HBsAg 试剂盒说明书进行 HBsAg 测定，酶标仪读取 OD 值。另取阳性和阴性混合血清按样品处理法用 NS 代替 $KMnO_4$ 处理，作为阳性和阴性对照同时进行 HBsAg 测定。样品 OD 值大于阴性 OD 值 2.5 倍以上的判为阳性结果。测定重复 4 次。③取经 $KMnO_4$ 处理的 Dane 氏颗粒悬液为样品，按试剂盒说明书进行 HBV-DNA 测定。另取用 NS 代替 $KMnO_4$ 处理的 Dane 氏颗粒悬液和阴性混合血清，分别作阳性和阴性对照进行 HBV-DNA 测定。

（2）5‰ $KMnO_4$ 在室温下对 HBV 作用 5 min 的消毒灭活效果以及与几种常用消毒剂的比较

本实验将 $KMnO_4$ 及各消毒剂的消毒作用时间选定为 5 min，$KMnO_4$ 浓度为 5‰。

二、结果

1. $KMnO_4$ 对 HBV 消毒灭活作用条件的确定结果

一般认为，电镜观察呈 2 级或 3 级改变时，消毒剂对病毒作用为有效。故本实验表明 KMnO$_4$ 在室温(25 ℃)下,0.05%的浓度作用 5 min 即可对 Dane 氏颗粒达到消毒作用(2 级)。0.25%的浓度作用 5 min 可彻底杀灭 Dane 氏颗粒(3 级)(表 2-1-23)。

表 2-1-23　不同浓度 KMnO$_4$ 对 Dane 氏颗粒形态学影响的电镜观察结果(25 ℃)

照　片　号	浓度/(%)	作用时间/min	形态学改变等级评定
236358	1.0	10	3
238727			
349807	0.5	10	3
729	0.25	10	3
345	0.2	10	2
721	0.1	10	2
8803	0.5	5	3
8802	0.25	5	3
8804739	0.25	5	2
8800732	阳性对照	10	0

根据林伦生分级标准,将 Dane 氏颗粒形态结构变化划分为 0～3 级:0 级,HBV 颗粒无任何形态改变;1 级,颗粒外壳发生裂变,但其核心部分仍较完整;2 级,颗粒外壳及其核心部分均裂变,但裂变不完整;3 级,整个病毒颗粒虽完全裂变,核心部分不可辨,病毒颗粒呈不规则多角形或轮廓消失。

结果表明,HBsAg 1∶256 阳性混合血清经 0.2% KMnO$_4$ 在室温(25 ℃)下作用 5 min 即可灭活 HBsAg,同时进行的阳性和阴性对照,在 3 个不同时间里结果都是 0/4 和 4/0,故表明中和剂对实验结果无影响(表 2-1-24)。

表 2-1-24　室温下不同浓度 KMnO$_4$ 在不同时间对 HBsAg 的灭活作用(阴/阳)

浓度/(%)	作用 5 min	作用 10 min	作用 30 min
1.0	4/0	4/0	4/0
0.5	4/0	4/0	4/0
0.2	4/0	4/0	4/0
0.1	2/2	3/1	3/1

结果表明,0.2% KMnO$_4$ 在室温(25 ℃)下作用 5 min 即可灭活 HBV-DNA,对照实验表明中和剂对实验结果无影响(表 2-1-25)。

表 2-1-25 室温下不同浓度 KMnO₄ 在不同时间对 HBV-DNA 的灭活作用(阴/阳)

浓度/(%)	作用 5 min	作用 10 min	作用 30 min
1.0	4/0	4/0	—
0.5	4/0	4/0	4/0
0.25	4/0	4/0	4/0
0.2	4/0	4/0	—
0.1	3/1	3/1	0/4
0.05	0/4	0/4	3/1
阳性对照	0/4	0/4	0/4
阴性对照	4/0	4/0	4/0

2. 0.5% KMnO₄ 在室温(25 ℃)下对 HBV 作用 5 min 的消毒灭活效果

结果见表 2-1-26、表 2-1-27。

表 2-1-26 几种消毒剂对 Dane 氏颗粒作用比较(25 ℃,5 min)

照片号	消毒剂	形态学改变等级评定
8803	0.5%KMnO₄	3
737	2%过氧乙酸	2
734	2%戊二醛	2
8800	阳性对照	0

表 2-1-27 几种消毒剂(25 ℃,5 min)对 HBsAg、HBV-DNA 灭活作用的比较(阴/阳)

消毒剂	HBsAg	HBV-DNA
0.5%KMnO₄	4/0	4/0
2%戊二醛	4/0	0/4
5%84 消毒液	4/0	4/0
5%优氯净	4/0	4/0
阳性对照	0/4	0/4
阴性对照	4/0	4/0

三、讨论

以往评价各种理化因素对 HBV 的消毒效果，常以 HBsAg 抗原性的消失作为传染性消失的指标，实际上 HBsAg 的抗原性对外界的理化因子有较强的抵抗力，且这种抵抗力并不等同于 HBV 的感染活性对理化因素的抵抗力，破坏微生物的抗原性所需的理化因子强度比消除其感染性要大很多倍，所以用 HBsAg 抗原性的破坏作为 HBV 消毒效果的评价指标可能要求过高。HBV-DNA 存在于 HBV 颗粒核心之内，是 HBV 的特异性标志物。动物实验证实，在 HBV-DNA、HBsAg、HBeAg 三项指标中，只有 HBV-DNA 浓度与 HBV 感染一致，故用 HBV-DNA 作为检测 HBV 灭活效果的指标，比用 HBsAg 更合适。用电镜直接观察经消毒处理后的 Dane 氏颗粒形态学变化，更能反映消毒剂对 HBV 的破坏情况。

20 世纪 80 年代以来对化学消毒剂的研究有两大特点，一是对过氧化物注意较多，二是对含氯化物与复合杀菌剂研究较多，但它们在贮存使用过程中分解较快，常因此影响效果。$KMnO_4$ 是一种强氧化剂，固态呈紫色晶体状，性能稳定，耐贮存，易溶于水，溶液呈紫红色，遇有机物即释放新生态氧而产生杀菌消毒效果。本品药源充足，价格低廉，临用前溶于水可供喷洒、浸泡、涂抹消毒之用，对皮肤黏膜无刺激性，毒性极低，故可用作黏膜消毒。本品研究表明其 0.5％水溶液对 HBV 有肯定的消毒灭活功能。另外本品还具有广谱的杀菌效果，故可广泛应用到餐饮及卫生防疫部门。

$KMnO_4$ 的唯一缺点是水溶液的紫红色能使被消毒物品（尤其是皮肤及纤维织品）染上颜色，但可以用 1％草酸或硫代硫酸钠溶液去除。

（杨越雄　朱启贵　张太豪）

第二节 感 染 病 篇

治疗麻疹并发肺炎的点滴经验体会

笔者在原武汉市传染病医院实习期间在中医老师的指导下,以温病卫气营血辨证治疗麻疹并发肺炎取得了较满意疗效,现将笔者对此病的点滴体会介绍如下。

一、分型和治法

根据临床观察,麻疹初起多见咳嗽、气促、流泪、发热、微恶风寒等症状,此与叶天士《温热论》所云"温邪上受,首先犯肺"者相符。其后,见有出疹、舌质红等症出现,其发病过程亦与温病之卫气营血相一致。因此,我们认为麻疹属于温病范畴。

至于麻疹并发肺炎,为现代医学病名,中医书中仅有麻疹喘(出疹期喘)或疹后喘之等记载,其所描述的高热、喘满等症状,颇与近代所谓麻疹并发肺炎者相似。轻者除见有一般的麻疹征外,常见高热不退,喘促虽不明显,但检查肺有湿啰音、胸透有肺部实质阴影。重者,除高热不退外,常有麻疹内陷或疹出红紫密布、喘咳气粗、神昏或躁扰不安、舌绛、脉数等营分、血分的症状表现,如并发于麻疹末期,则可见有温热伤阴,疹后余毒的症状,如发热、喘咳、口干、脉数、舌红而干等。在麻疹的治疗方面,古人有治疹宜凉之说,疹毒属阳,性喜外透。根据文献治验的记载,初期宜清宣透解,总之使麻疹顺利透发为主;出疹期不论疹已透发或透而不尽,总宜清解,如兼有营分见症者,宜透热转气或凉营清气;末期多见伤阴,故宜以养阴为主。总之,透热、清解、养阴为治疗麻疹的三个大法。麻疹并发肺炎,可见于麻疹病程中的各个不同阶段,其发生常与发疹期失于宣透清解,或疹后余毒未尽,加以冒风伤食,以致疹毒内陷有关。故治疗之法仍宗温病学说的卫气营血分层论治,注意宣透皮疹,并以疏通肺气、宣泄营热为其治疗原则。

根据上述治则,现将麻疹并发肺炎的临床演变所见分为五个类型。

1. 初感风热型(邪在卫气)

辨证要点:麻疹初现或尚未现,微恶风寒、喷嚏、鼻塞、流涕、眼泪汪汪、黏膜充血、咳嗽微喘促或口微渴,舌苔薄白,脉浮数。

治法:清宣透解。

处方:金银花9g、连翘6g、薄荷9g、桑叶6g、杏仁9g、牛蒡子6g、桔梗3g、甘草3g、活水芦根18g。

加减:涕清且多,口不渴,加荆芥穗6g;舌尖红甚,鼻不流涕,去桔梗、甘草、杏仁,加玄参12g(开水泡汁煨药)、枇杷叶6g、梨肉(连皮)30g,贝母5g。

2. 肺热逆传型(由气入营)

辨证要点:麻疹内陷或未尽透,发热,痰鸣气喘,鼻扇胸闷,神识欲昏,目闭或唇色发绀,或四肢微厥,舌质红或绛,舌苔腐厚或少苔而干,脉细数,甚或模糊不清。

治法:清营泻热,镇喘化痰。

处方:玄参9g、犀角6g(另煎冲)、旋覆花9g(布包)、竹茹9g、贝母6g、黄连(淡姜水炒)6g、石菖蒲3g、天竺黄6g、牛黄0.3g(研冲)、梨汁60mL,如有竹沥加40mL。

加减:舌质已绛,加生地12g。

3. 营热炽盛型

辨证要点:疹出红紫稠密,热炽伤阴。舌绛苔少,唇舌焦干,泪涕俱无,燥扰不安,小便赤短,大便深黄,脉象濡细或弦细而数。

治法:养阴清热,活血解毒。

处方:玄参15g、犀角6g(另煎冲)、生地12g、竹茹9g、贝母6g、黄连(酒炒)6g、石菖蒲3g、川木通3g、梨汁60mL。

4. 气血两燔型

辨证要点:疹出正盛,高热,舌绛苔黄,口大渴,气粗,目赤,唇焦红或裂,溺赤,大便臭秽,脉象洪大而数。

治法:气血两清。

处方:生石膏(先煎)24g、玄参15g、犀角6g(另煎冲)、生地12g、大青叶9g、贝母6g、黄连(酒炒)6g、金银花9g、梨汁60mL。

加减:肝风内动抽搐者,加羚羊角0.8g。

5. 疹后余毒未清型

辨证要点:体温有下降趋势,但仍低热,口干,咳嗽,脉稍数。

治法:解余毒,生津液。

处方:沙参、贝母、芦根、金银花、冬瓜子、瓜蒌皮、枇杷叶。

加减:养肺阴加百合、麦冬;养胃阴加鲜石斛;扶脾加山药、茯苓;和胃加白扁豆;开胸加橘饼,少佐枳壳行气;助消化加麦芽、神曲;体质虚弱、体温不升者,加太子参、玉竹、龙眼肉、大枣。

二、疗效统计及病案举例

我们观察了100例麻疹并发肺炎的患儿,其中中西医结合治疗(除中药外,包括青霉素、链霉素及输氧等西医治疗)者共 86 例,单纯中医药治疗者 14 例。14 例中初感风热型 6 例,肺热逆传型 6 例,气血两燔型及疹后余毒未清型各 1 例。全部获得治愈。

100 例中以肺热逆传型的重症患者为最多,共 52 例,为了抢救患者,多数是中西医结合治疗,治疗后痊愈 42 例,进步 3 例,死亡 7 例。其中有 6 例肺热逆传型患者,经单用中医药治疗痊愈。兹举其中一例,介绍如下。

医案:胡某,男,1 岁。于 1960 年 11 月 19 日入院。代诉:发热、咳嗽、眼眵多、流清涕、腹泻已 5 天,出疹 4 天。入院前曾注射过链霉素、青霉素,不见好转,且出现气急。检查:体温 39.5 ℃,神清,营养中等,咳喘气急,鼻扇,眼结合膜充血,唇干,舌质红干,脉数。耳后及胸腹、腰背、大腿等处有散在红色斑丘疹,两肺可听到湿啰音。入院诊断:麻疹并发肺炎(肺热逆传型)。以清营泻热,定喘化痰为治法,处方:生地 12 g、犀角 0.3 g、旋覆花(布包)9 g、川贝 9 g、石菖蒲 9 g、枇杷叶 9 g、黄连 9 g、牛黄 0.5 g、梨汁 60 mL。次日喘稍平,余证无大变化,遂以清营泻热治之。上方去旋覆花、枇杷叶、牛黄、石菖蒲,加大青叶 9 g、知母 9 g。次日体温复升、脉滑数、舌红、苔薄白。加服紫雪丹 0.5 g。第三日,气喘已平,食欲略差,咳嗽,疹开始收靥,眼已睁。舌质稍红,脉稍数。两肺可闻及中、小水泡音。胸透:两心膈角附近,有少许片状模糊阴影,为炎性改变。此乃营分有余热,故以清营泻热,解毒化痰施治。处方:玄参 12 g、犀角 1 g、知母 9 g、金银花 9 g、川贝 9 g、莲子心 3 g、大青叶 6 g、梨汁 50 mL、紫雪丹 0.5 g。11 月 22 日,宗上方加减再服四剂。入院第 4 天,体温降至正常,肺部水泡音显著减少;入院第 6 天,一般情况转佳,舌脉正常,右肺下野有少许湿啰音。改用条参 6 g、金银花 9 g、梨片 30 g、川贝枇杷露 30 mL。第 8 天患儿体温正常,精神、食欲均佳,肺部呼吸音正常,遂停药。第 9 天出院。在住院期间并未应用抗生素。

三、讨论

1. 麻疹并发肺炎发病机制的探讨

麻疹并发肺炎,是麻疹逆症的一种多见的表现。王士雄《温热经纬》云:"风热之邪,入于经络,则有疹矣,不现则邪闭。"指出疹宜透尽,如或护理不周,复冒风寒、伤食,或治疗不当,疹出不透,或甫出即隐,必致疹毒内陷。热郁于肺,则发为咳喘痰嗽;邪陷心营,则现高热、神昏、谵语等症。所以叶天士于"温邪上受,首先犯肺"句下,紧接为"逆传心包"一语,说明温邪传变最速,这对麻疹并发肺炎的治疗有重要启示。

麻疹虽属疹毒,必因受外感疬气而触发,而疬气之袭人,又必由皮毛、鼻窍而入于肺,此乃麻疹并发肺炎之原因。是以体虚婴儿,即使在麻疹初期,或已见疹,或未见疹,亦可因失于治疗、护理欠佳等原因,致使疹毒郁肺而引起咳喘肺炎者,其临证表现以初感风热型者最多见。肺脏排除病邪,不外两条途径,一方面肺与胃近,一气相连,毒邪传胃,再由大肠下泄,此为邪借泄泻而从气分下解之道。前人有"疹不忌泻"之说,非仅单指麻疹而言,麻疹并发肺炎也不例外。我们统计的 100 例麻疹并发肺炎患儿中,腹泻者共 55 例,占半数以上,预后均佳,这与疹毒出大肠外泄之理相吻合;此外,肺合皮毛,邪毒既由皮毛而入,相搏于肺,若正气旺盛,则邪必循原皮毛而外出,故每可因皮疹顺利透发而同时趋愈。凡在麻疹出疹期或收靥期因麻疹内陷或疹出不透、余毒未清而并发肺炎者,亦同样可借皮疹的顺利透发而减轻症状,获得痊愈,此为气分之邪从卫分而解之途径。若邪毒滞着不去,肺气闭郁,气热炽盛,既不外解,又不下行,则可使麻疹并发肺炎的症状加重或内陷心营,出现神昏、谵语、舌红绛、脉细数等险候,表现为肺热逆传型、营热炽盛型或气血两燔型。

2. 麻疹并发肺炎重症(逆传心包型)患者的诊治体会

我们认为,麻疹之毒,属于火热。正如余师愚所说:"火者疹之根,疹者火之苗。肺属金畏火,火迫于肺则咳;火灼肺津,凝结成痰,痰阻肺络则喘。"以 100 例患者舌质观察统计,红者占 52 例,淡红者 27 例,绛色者 19 例(未记载 2 例)即可证明。

在临床上,我们首先应重视患者呼吸的情况:如喘促、鼻扇、痰鸣等。次则察舌,舌质红绛,为营热与气热并炽;但红不绛,非营中无热,因为在新感的传变过程中,可能包含有一部分伏邪;舌呈深绛,为伏邪深藏之象;倘见高热气喘而舌质暗淡者,乃正气败极,邪已深固,多难挽救;舌呈暗淡者,舌苔腐厚,为有痰浊;少苔而干,非无痰,乃津液枯竭,一旦津液来复,痰自豁然。此外,察神志尤为重要,神志昏迷,为痰与热搏,内蒙心包,甚则发绀,四肢厥逆,或者引动肝风而抽搐,双目紧闭,常是神昏的先兆,此点不可不知。果真抓住了这些要点,然后结合脉象、指纹(三岁以内小孩),参伍分析,自然病无遁情。脉数为热,细为伤阴,倘若模糊不清,则正不敌邪,多为危候;指纹沉隐紫暗,则为热已入里。

本型这些见证,总由热邪内陷所致。因此透疹之法,殊为重要。治疗方法,忌用辛温,以清疏肺气,宣泄营热为主。方以犀角、牛黄直达心窍为主药,佐以玄参清热,生地凉血,旋覆花镇喘,石菖蒲透窍,黄连、贝母、竹茹、竺黄开泄痰热,竹沥入络祛痰,梨汁甘凉可撤热(荸荠汁力较逊,代之亦可)。大剂频灌,一二剂后,常痰消喘平,热亦渐退,神志渐清。此方一方面使毒从皮毛宣透而去,另一方面,毒从大便排泄而出(多解出棕褐色泡沫带黏液之水粪),病情依次减轻,随即善后清理,即可向愈。

3. 为什么不用麻杏石甘汤

有人问,治喘为何不用经方麻杏石甘汤?据文献记载:"如初因热壅于肺而发喘,续感风寒,以致寒为热郁,喘促愈甚,则不宜单纯用辛温发散之剂,只宜在清热剂中,稍佐辛散,以麻杏石甘汤。"又如《伤寒论》云:"发汗后,不可更行桂枝汤,汗出而喘,无大热者,可与麻黄杏仁甘草石膏汤。"此乃表有寒邪,入于肺中,郁而化热,肺气不宣故喘,邪仅在肺,介于卫气之间。在一般麻疹初起而喘者,或可借辛凉透表而愈。但从本组病例来看,一般都是既见气喘又有神昏发绀、舌质红绛等症,邪不仅在肺,并已逆传心包,介于营、气之间,必须清降肺气、宣泄营热,方为有效,并非用麻杏石甘汤之辛凉透邪可为功。1950 年年底,武汉市天气暖和,外感风寒或表寒内郁化热的病例少见,故我们只举出外感风热型,未用麻杏石甘汤。以上充分说明中医辨证论治的灵活性和重要性。

4. 对凉润药的体会

有人问,用药过于凉润易泻,岂不有碍?殊不知见疹期不忌泻,泻使毒出,毒尽则泻自止。大便愈畅,病程愈短,否则发疹时肠胃积滞,则病毒不能透达,逆证横生。文献上亦有因肠燥,大便多日未行,腑气不通,麻疹不得出之记载,故用药不宜温涩。但这种毒邪是无形的、散漫的,不比阳明腑实证可用硝黄猛攻,一攻则病豁然而愈;此证猛攻,则伤正气,邪反内陷,引致逆证。

(朱起贵)

中医辨证治疗大叶性肺炎 27 例临床分析

病例选择:根据病史、体征、辅助检查,明确诊断为大叶性肺炎,按本法治疗者 27 例作为资料分析内容。

一、资料分析

1. 起病天数

不同起病天数的例数如表 2-2-1 所示。

表 2-2-1　资料 1

天数	1	2	3	4	5	6	7	8
例数	5	3	6	3	3	1	4	2

2. 入院时体温

不同体温的例数如表 2-2-2 所示。

表 2-2-2　资料 2

体温	正常	37～37.9 ℃	38 ℃	39.1～39.9 ℃	40 ℃ 及以上
例数	1	6	7	8	5

3. 痰培养

入院后做了痰培养者 14 例,培养结果:甲型链球菌 10 例(其中有 1 例同时培养出金黄色葡萄球菌),乙型链球菌 2 例(其中有 1 例同时培养出甲型链球菌),肺炎球菌 2 例。

4. 舌脉情况

舌质红 22 例,其余 5 例一般。舌苔薄白或白苔 12 例,黄腻或白腻苔 9 例,黄苔 5 例,舌质红而无苔 1 例。脉:数脉(包括浮数、滑数或濡数)25 例,结脉 1 例,缓脉 1 例。

二、分型与治法

按风温、卫气营血辨证分型:

(1)风温犯肺:病在卫分,恶寒,脉浮数治以辛凉解表。基本方:金银花 30 g、连翘 12 g、冬瓜仁 30 g、牛蒡子 12 g、薄荷 6 g、芦根 30 g、杏仁 9 g。发热者一日服二剂。属此型者 14 例。

(2)风温夹湿:口渴不欲饮,苔腻。基本方加薏苡仁 15 g、滑石 15 g。属此型者 10 例。

（3）气热炽盛：壮热不恶寒，舌苔白或黄，治以凉泄里热。基本方去薄荷加生石膏30 g。如有化燥趋势，苔黄干，大便不通，用凉膈散。药味如下：连翘 15 g、栀子 9 g、薄荷 6 g、芒硝 15 g、大黄 12 g、淡竹叶 15 g。属此型者 2 例。

（4）热入营分：昏愦不知人事，舌质深红，无苔。基本方去气分药加丹皮 9 g。属此型者 1 例。以上几型病情至恢复阶段用甘淡扶脾法。

服法：均为汤剂内服。

三、疗效分析

临床治愈标准：①主要临床症状消失；②体温稳定正常，白细胞分类正常；③肺部病变阴影吸收或大部吸收。27 例均符合临床治疗标准出院。入院后当日服中药，一般一日服二剂。

退热与病程（自起病天数算起）的关系如表 2-2-3 所示。

表 2-2-3 退热与病程的关系

退热病程天数	正常体温	2 天内	3 天内	4 天内	5 天内	6 天内	7 天内	8 天内	9 天内	10 天内	11 天内
例 数	1	3	3	2	2	1	4	4	2	3	2

平均退热病程天数 5.1 天。平均住院日，14.2 天。病灶吸收情况，14 例完全吸收（包括 3 例仅见肺纹理增粗者），其余 13 例症状消失。肺部病变已近完全吸收或吸收不全。

四、医案

陈某，男，23 岁。因恶寒、发热、胸痛 19 h，于 1968 年 3 月 5 日入院。门诊胸透示右上大叶性肺炎。中性粒细胞 80%。体温 39.9 ℃。体壮实，面色潮红，呼吸急促，全身皮肤灼热，右嘴角疱疹。舌尖边红，苔白，脉浮数。是风温犯肺，治以凉解表邪，宣泄肺热。处方：金银花 24 g、连翘 12 g、冬瓜仁 30 g、牛蒡子 12 g、薄荷 6 g、芦根 30 g、杏仁 9 g，每日 2 剂。当晚汗出，翌晨体温下降。再以上方去薄荷、牛蒡子、杏仁，加浙贝母、全瓜蒌、菊花。服中药 7 天，胸透示肺部阴影完全吸收，住院 9 天出院。

（朱起贵）

丹参加平衡盐液治疗流行性出血热的临床观察与体会

我们从 1976 年 11 月起,几年以来采用丹参加平衡盐液治疗流行性出血热(以下简称出血热)100 例,丹参加平衡盐液治疗本病疗效较好,初步认为是治疗出血热的可取方法之一。现就近年来参与这一工作的体会及疗效分析如下。

一、病例选择

本组病例,按出血热分期分型诊断标准,分为轻、中、重、危重型。

二、一般资料

207 例中男性 151 例,女性 56 例。年龄以 20 岁至 50 岁最多,共 156 例,20 岁以下 19 例,50 岁以上 32 例(表 2-2-4、表 2-2-5)。

表 2-2-4 两组分型对比

分 组	轻型	中型	重型	危重型	总计
丹参加平衡盐液组/例	12	40	26	22	100
平衡盐液组/例	12	48	35	12	107

表 2-2-5 两组入院时病程

分 组	平均入院时病程
丹参加平衡盐液组	3.59 天
平衡盐液组	3.89 天

以上两表提示两组病情相似,具有可比性。

三、治疗方法

1. 丹参加平衡盐液组

用 200% 丹参静脉注射液 10~20 mL(相当于 20~40 g 生药)加入平衡盐液中静脉滴注,治疗 81 例。用 200% 丹参液口服,每次 20 mL,一日二次(相当于丹参生药日量 80 g),同时加用平衡盐液静脉滴注,治疗 19 例。

2. 平衡盐液组

治疗 107 例,用复方双渗醋酸钠液,处方如下:

氯化钠	58.5 g	氯化钙	3.33 g
氯化钾	3 g	醋酸钠	61.2 g
活性炭	适量	注射用水	加至 5000 mL

双渗即双渗透压的高渗溶液,加等量的注射用水或 5‰ 葡萄糖液即成复方双渗醋酸钠液或含糖复方醋酸钠液。每日用量,发热期 1000～2000 mL,低血压期按"晶三胶一"原则为 3000～4000 mL,多尿期 1000 mL 左右。

以上两组均根据病情给予纠酸、抗感染,对个别严重休克患者,应用强心及血管活性药物;少尿期静脉推注速尿,每次 20～40 mL。若少尿或尿闭时,有大便干结,舌质红绛,苔黄燥,脉有力者,加用增液承气汤:生地 15 g、玄参 9 g、麦冬 9 g、大黄 15 g(后下)、芒硝 24～30 g(冲服)。以滋阴泻热。

四、疗效分析

现将两组退热、跳期情况列于表 2-2-6、表 2-2-7。

治疗后退热情况见表 2-2-6。

表 2-2-6 体温下降至正常时间表

组　　别	入院时体温已正常	入院时发热	退热时间						$\overline{X}\pm S$
			1 天	2 天	3 天	4 天	5 天	6 天	
丹参加平衡盐液组/例	26	74	32	20	12	7	1	2	2.07 ± 0.14　$P<0.01$
平衡盐液组/例	34	73	17	20	14	3	4	15	3.03 ± 0.21

上表提示丹参加平衡盐液组退热较平衡盐液组快,有明显差异。

表 2-2-7 两组跳期表

跳　　期	丹参加平衡盐液组/例	平衡盐液组/例
Ⅱ	5	1
Ⅲ	6	12
Ⅳ	30	41
Ⅱ＋Ⅲ	9	9
Ⅱ＋Ⅳ	10	9
Ⅱ＋Ⅳ	1	2
合计跳期例数	61	74
总例数	100	107
百分比	61％	69.2％

注:Ⅱ,休克期;Ⅲ,少尿期;Ⅳ,多尿期。

病死率:丹参加平衡盐液组 100 例死亡 3 例(3％),平衡盐液组 107 例死亡 6 例(5.6％)。

免疫功能测定:对部分病例做了 E 玫瑰花形成试验(微量法),结果如表 2-2-8 所示。

表 2-2-8　E 玫瑰花形成试验

分　　　组	发热期均值	低血压休克期均值	少尿期均值	多尿期均值	恢复期均值	检查例数
丹参加平衡盐液组	28％	23％	28.3％	39％	42.2％	9
平衡盐液组	40.4％	34％	31％	46％	50％	5

健康对照组为 45％～50％,据以上检查结果提示:E 玫瑰花形成率以休克期及少尿期明显降低,至多尿期渐升,恢复期接近或达到正常水平。

体液免疫方面,据我们所做检测,未显示有规律性。

五、典型病例

张某,男,42 岁,已婚,农民。在 1976 年 12 月 1 日入院。因发热 7 天,少尿 3 天入院。头痛、眼眶痛、身痛、腰痛、恶心、吐咖啡色液、鼻衄、咯血、黑便,血压 120/80 mmHg,颜面潮红,水肿,球结膜充血水肿,两腋下有点状出血,右臂部有瘀斑 1 cm×2 cm,两肺可闻及少许湿啰音,两侧背部有明显叩击痛,出血时间 3 min,凝血时间 2.5 min。尿蛋白(＋＋＋),红细胞(＋),白细胞少许。二氧化碳结合力 33.6 mL％,非蛋白氮 114 mg％。入院后,继续出血不止,鼻衄,经用麻黄素肾上腺素棉球填塞仍难止。开始一日咯血 150 mL 以上,用 200％丹参注射液加平衡盐液。每天一次,并用维生素 K、安络血、止血敏治疗 7 天,所有出血停止。治疗第二天起,尿量由 1100 mL 渐增至 4500 mL,多尿期 4 天,住院 15 天痊愈出院。

六、讨论

1. 流行性出血热属中医温病范畴,临床上以发热、出血、皮肤瘀斑或瘀点、定位性疼痛(头痛、眼眶痛、身痛、腹痛)及神志改变为特征,中医将其机理归为热扰营血,损伤脉络,血瘀于内所致,现代医学认为出血热是一种以小血管和毛细血管广泛性损害为病理基础的急性传染病,表现为血管功能紊乱,血管通渗性增加。大量血浆外渗,血液浓缩,表现出微循环障碍,发展为休克,甚至弥散性血管内凝血(DIC),导致皮肤瘀斑或全身广泛出血,这与中医认为此病的病理机制有相似之处。

目前应用中医活血化瘀法治疗出血热,国内有些报道,丹参是活血化瘀药之一。中国医学科学院流行病防治研究所等单位,就丹参的药理药化做了较深的研究工作,丹参含有丹参酮、丹参醇等成分,已经分离出水溶性和脂溶性两部分,认为丹参的水溶性部分药理作用有:①抗凝和纤溶作用;②扩张微小血管,解除血管痉挛,增加血流量,改善微循环;③降低全血和血浆的黏稠度;④调动机体抗病能力等作用。脂溶性部分即总丹参酮,具有抗菌消炎、消肿退热功能。中医认为丹参具有活血化瘀,凉血补血,疏通脉络的作用。我们用丹参加平衡盐液治疗出血热 100 例，并以平衡盐液组 107 例作对照，观察疗效，由于丹参性微寒，寒能清热，本组病例中丹参加平衡盐液组，退热较平衡盐液组快，$P<0.01$，有显著差异。由于丹参的活血化瘀作用，可改善微循环及内脏的灌注量，从而减少休克及肾衰少尿的发生率，从表 2-2-7 可以看出丹参加平衡盐液组，多数病例跳过休克及少尿期，从而缩短了病程，减少并发症的发生，降低了病死率。丹参还有凉血止血、祛瘀生新作用，上述典型病例张某，入院时广泛出血，经用丹参加平衡盐液治疗后，出血明显好转，7 天后出血消退，跳过少尿期，痊愈出院。

关于丹参用量及副作用，开始用丹参注射液日量 20 g 治疗出血热，无一例出现皮疹或其他副作用。以后丹参用量加倍。丹参注射液日量 40 g，出现荨麻疹 1 例，口服日量用至 80 g，出现荨麻疹 2 例，有红色丘疹、瘙痒感，停药后即逐渐消退。除皮疹外，未出现其他副作用。陕西某医院内科曾做动物试验证明，丹参 1 g/kg，具有促凝和纤溶作用。据此治疗出血热的丹参剂量，成人为每次 40 g，静脉滴注一日一次，口服量可加倍至日量 80 g，不必再加大剂量。适用于发热期、休克期、少尿期，于发病早期开始启用，可提高疗效。治疗出血热，所用丹参剂量宜偏大，若杯水车薪，则影响疗效。少尿期症见尿少或尿闭，大便干结者，系热结于内，津液大伤，唯以滋水泻火为宜。取增液承气汤，滋养阴液，通下腑实，增水行舟，釜底抽薪并举，可缩短少尿期病程。

近年虽用肝素于出血热早期，对于防止 DIC 有一定疗效。但在农村卫生单位，因化验条件限制，不易推广，采用中药丹参等活血化瘀中药治疗出血热已有初步效果，并具有简便易行、副反应少的优点，值得进一步探讨。

2. 应用平衡盐液的体会

平衡盐液因具有机体细胞外液相似的渗透压、电解质浓度、酸碱度的性质，显然比生理盐水更类似于正常细胞外液，故有其优越性。对于出血热患者，早期大量快速输注平衡盐液，使细胞外液得到及时补充，对维持有效循环血容量，降低血液黏稠度，改善微循环，防止 DIC，预防不可逆休克的发生，具有一定的意义。本文对照组平衡盐液治疗出血热 107 例跳期 74 例（跳期百分率 69.2%），多数患者较快地度过休克期及少尿期，缩短了病程，简化了治疗程序，降低了病死率。

3. 出血热与免疫的关系

随着免疫学的进展，对于病毒性疾病的发病机理，有了新的认识，除了病毒对宿主组织细胞直接破坏以外，某些病毒性疾病，免疫机理也起了重要作用。

出血热是一种病毒性传染病，此病发生在老疫区，重病多，临床上病情严重，发展迅速而导致死亡的多见于身强力壮的青壮年患者，临床表现：肾炎性蛋白尿，特别是发热期后，热退病情反而转重。这些用病毒及毒素的作用，引起全身小血管和毛细血管损害的理论，是难以获得满意解释的。且其病理改变，以单核细胞和浆细胞浸润为主，这些表现，似更符合免疫反应的规律。

国内一部分地区或单位，对出血热患者进行了免疫功能测定，发现本病细胞免疫普遍受抑制，尤以休克期及少尿期最为低下，至多尿期渐升。恢复期接近或达到正常水平。体液免疫也有一定改变。我们所做 E 玫瑰花形成试验的结果，与国内其他地区所做结果相符。丹参加平衡盐液治疗出血热，是否能较快地提高细胞免疫功能及抑制体液免疫功能等方面的问题，尚待今后继续探讨。

（朱起贵）

流行性出血热的辨证论治

祖国医学虽然没有流行性出血热这个病名,但根据出血热的临床表现,认为属于温病与温疫范畴,温热邪毒侵入人体而发病。此病在自然疫源地流行,有传染性,故称温疫。它具有两个特点:一是传变迅速,可由卫气分证,较快地侵犯营血,由于热毒炽盛,迫血妄行,齿鼻衄,吐血,便血或皮肤出血点,或血瘀不行,发为瘀斑;二是热伤津液,进而出现正气虚脱(相当于休克期)。热毒灼耗肾阴,肾阴枯竭,化源欲绝,故有少尿或无尿(相当于少尿期)。以后由于阴损及阳,肾气不固,统摄无权,制约失职,而致多尿(相当于多尿期)。

一、辨证论治

1. 温热炽盛期(发热期)

起病急骤,传变迅速,初起卫分证,很快就传入气分,甚至气血两燔。

症状:恶寒发热,无汗或少汗,头昏头痛,身痛,腰痛,眼眶痛,颜面潮红,两目略赤,斑疹隐现,口渴少食,便溏尿少,脉浮数或滑数,舌苔薄白或略黄,舌质较红。

治则:清热解毒,凉血化瘀。

方剂:石膏 60 g(先煎)、知母 15 g、金银花 30 g、板蓝根 30 g、丹皮 9 g、赤芍 12 g、白茅根 30 g、鲜芦根 30 g、白蚤休 15 g、丹参 24 g、茜草 15 g。

2. 阳脱阴衰期(休克期)

由于温邪内蕴,气阴两伤,正不胜邪,热深厥深,甚至邪气内陷,内闭外脱。

症状:分休克早期(热深厥深)及休克期(内闭外脱)。

休克早期(热深厥深):血压偏低,脉细无力,四肢厥冷,舌质红,苔黄少津,脉细数或沉细。

治则:清热扶正,配以凉血化瘀。

方剂:石膏知母汤合生脉散加减。

药味:石膏 60 g(先煎)、知母 15 g、党参 9 g、麦冬 9 g、五味子 9 g、金银花 24 g、丹皮 9 g、赤芍 15 g、茜草 15 g、丹参 24 g。

休克期(内闭外脱):四肢厥冷,大汗淋漓,唇紫,呼吸急促,烦躁不安,舌质干,苔黄燥,血压测不清楚,脉微欲绝。

治则:扶正回阳。

方剂:生脉散及参附汤加减。

药味:人参 9 g、五味子 9 g、麦冬 24 g、附片 9 g、黄芪 9 g。

3．肾阴欲竭期（少尿期）

温热疫毒,灼伤肾阴,肾阴枯竭,化源欲绝。

症状：尿少或尿闭,腰痛,恶心呕吐,口渴,斑疹透露,鼻衄便血,昏睡谵语,脉细数或细涩,苔黄少津,舌质红绛。

治则：清热解毒,滋阴生津,凉血化瘀。

方剂：犀牛地黄汤及增液汤加减。

药味：水牛角 30 g（先煎）、玄参 15 g、生地 24 g、麦冬 15 g、知母 15 g、天冬 12 g、白芍 12 g、白茅根 30 g、茜草 9 g、丹参 24 g。

4．肾气不固期（多尿期）

邪气虽衰,而正气未复,阴损及阳,肾气不固,统摄无权,制约失职。

症状：多尿多饮,腰痛肢软,脉虚大无力,舌质红,苔白而干。

治则：补益肾气,育阴生津。

方剂：六味地黄汤加减。

药味：生地 24 g、山药 15 g、党参 9 g、麦冬 24 g、五味子 6 g、山茱萸 12 g、菟丝子 15 g、益智仁 9 g、覆盆子 12 g。

5．邪退正虚期（恢复期）

热病末期,邪退正虚,胃津不足。

症状：口干食少,头昏肢软,皮肤干燥,四肢麻木,脉细数无力,舌质稍红,苔少。

治则：养胃生津,清泻余热。

方剂：养胃汤加减。

药味：沙参 15 g、麦冬 15 g、玉竹 15 g、石斛 15 g、玄参 15 g、山药 15 g、生地 15 g、生甘草 3 g。

二、少尿期导泻疗法

少尿期是出血热病程的极期,肾衰少尿可并发高血容量综合征、肺水肿、脑水肿,非蛋白氮大幅度上升,产生氮质血症或尿毒症、高钾血症,这些都是危险并发症,此时中医认为由于热灼伤阴,出现少尿,甚至尿闭,口渴舌干,唇燥,便秘腹满,心烦呕恶,舌质红绛,苔黄燥,脉沉细有力,甚至热入营血,出现神昏谵语,皮肤瘀斑或多处出血,治疗上常由于急性肾功能衰竭,肾小管广泛变性坏死,单用利尿难奏效。中医认识："热病有余于火,不足于水,惟以滋水泻火为急务。"故治温热病,处处注意护其阴液,热结重者,泻热通便。伤寒论有急下存阴法,所谓扬汤止沸,不如釜底抽薪,即导泻法,从大便泻下,使邪有出路。我们主要用增液承气汤,药味有大黄 15 g（后下）、芒硝 24 g（冲服）、生地 15 g、麦冬 9 g,治疗少尿、尿闭患者,可采用口服,对恶心呕吐者,还可用此汤保留灌肠。药后 1～4 h 产生腹泻,量数百至千余毫升,大多数患者有不同程度利尿反应,由于水分排出,可缓解高血容量综合征,能解除或防止发生肺水肿、脑水肿等致命综合征,降低血钾,使肾周围水肿减轻,从而改善了肾的血流,有利于肾损害的恢复。因此导泻后,先泻下稀粪水,随后可排小便。

早期启用导泻法的指征:

(1) 24 h 尿量低于 1000 mL,平均每小时尿量低于 40 mL,即出现少尿倾向者。

(2) 少尿期血压升至 160/100 mmHg 以上者。

(3) 血红蛋白在 10 g/L 以下,伴有高血容量表现者。

关于伴有消化道出血患者,如为鲜血,不用导泻。但如为陈旧血迹,带少量黑粪,虽潜血阳性,只要具备以上三条中任何一条者,还可用导泻法。

用时注意点:低血压患者在休克期与少尿期重叠时,用导泻法时,需注意补液及电解质平衡,可并用独参汤或生脉散等补气中药。

对于急性肾功能衰竭少尿、尿闭患者,一般采用促进利尿、导泻、放血、透析四法,导泻法较放血法易被患者接受,又较透析法简便易行、安全可靠,是治疗肾功能衰竭少尿的有效措施,也可以说是中西医结合治疗出血热的优点。

三、出血辨证

一般来说,导致出血有三个因素:①血热妄行;②血瘀;③气不摄血。治疗方面:属血热者,须清热凉血;属气虚者,须补气摄血;属血瘀者,须活血祛瘀,瘀血可引起出血。中医认为:"不塞不流,瘀血阻塞经脉,经脉不通,血必外溢。"如弥散性血管内凝血(DIC),中医虽未认识 DIC,但发现瘀血可导致出血,则与现代医学认识到 DIC 大量消耗凝血因子所致出血,则有相似之处。中医认为出血热属温病范畴,临床上以高热、出血,甚至出现瘀斑、腹胀满、定位性疼痛(如头痛、眼眶痛、腰痛、腹痛、全身痛五痛症状)为特征,这些符合瘀血证的诊断要点。西医认识出血热是小血管及毛细血管损害为主的疾病,可引起血管功能紊乱,血管通透性增加,大量血浆外渗,血液浓缩,表现出微循环障碍,发展为休克,甚至导致 DIC,导致出血、瘀斑,这与中医的认识似属同一本质。

对于 DIC,一般采用肝素抗凝治疗,但掌握肝素的用药时机及实验室监护,在基层卫生单位,不易做到。应用中医活血化瘀治疗本病,国内一些地方已积累了不少临床经验,中医认为:"瘀血不去,新血不生""瘀不去,血不归经",祛瘀即可生新。中医文献记载活血祛瘀药较多,有丹参、红花、泽兰、赤芍、桃仁、鸡血藤、益母草、五灵脂、三棱、莪术等。丹参是目前用于治疗出血热主要药物之一,中医文献记载:"一味丹参,功同四物,能补血活血。"《本草纲目》记载:丹参可"破宿血,生新血,活血,通心包络",药性偏寒。总的来说,丹参具有活血化瘀、凉血补血、疏通络脉的作用。

四、辨舌

临床发现出血热者,早期出现舌质红或红绛,是很普通的现象,而且舌体两边有散在突起的红色斑点。现代医学将出血热患者的颜面、颈、胸前部位潮红称为"三红"现象,如果将舌质红列入,称为"四红"现象,这可与感冒的早期相鉴别。

出血热早期出现舌质红或红绛,是由于出血热发病后传变迅速,可由卫气分证较快地侵犯营血。

另外由于温热之邪,最易伤津耗液、耗气动血,故察舌之润燥,辨舌质之荣枯,可知津液之盈亏,气血之盛衰。现就出血热的病程五期经过中的舌象,略举如下:发热期初起多见舌边尖红或舌红欠润,舌苔白或黄。休克期多见舌质红而欠荣,舌苔黄或灰色。少尿期多见舌质红绛,舌苔黄或灰而干。多尿期多见舌质转淡红,舌苔由黄燥渐退为少苔。恢复期多见舌质红或接近正常,苔薄白。

五、出血热发热期、早期用清热解毒药

由于出血热的病原体,一般认为是病毒感染,无特效西药,而探讨抗病毒中药,如清热解毒药,是值得研究的课题。武汉市螃蜞菊协作组用螃蜞菊注射液 500 mL/d,静脉点滴,治疗 5 例,跳过休克期、少尿期占 73.58%,与对照组相比,$P < 0.01$,有显著差异,52 例中无死亡,对照组死亡率 20%。浙江省出血热防治组用三叶青治疗出血热 39 例,方法是用 100% 三叶青注射液,按 30~60 g/d 折算,以 10% 葡萄糖液 500 mL 稀释滴注,每天 1~2 次,其疗效为:①退热时间平均 1.4 天,完全退净 2.8 天。②治疗 39 例,其中 28 例治疗后,自发热期直接进入多尿期(23 例)或恢复期(5 例)。③死亡 1 例系入院时即三期重叠。另外江宁县某医院等协作组用中西医结合治疗出血热 64 例,发热期启用清热解毒 5 号,处方组成:金银花、大青叶、石膏、知母、半边莲各 30 g,制成每瓶 200 mL 的静脉滴剂,用后能减轻毒血症,降低体温,缩短热程,对以后病期,产生了良好影响。还有的单位用板蓝根注射液:湖北省中医院曾用复方板蓝根注射液治疗出血热,由于资料少,有待进一步临床观察,总结疗效。

总之在用活血化瘀、清热解毒法治疗出血热方面,无论是单味药或复方改革剂型用于静脉注射,均取得了一些成效,使中西医结合治疗出血热取得了良好的进展。

(朱起贵)

中医对细菌性痢疾的认识与治疗

细菌性痢疾(简称菌痢)是一种常见的肠道传染病,四季均有病例发生,夏秋季节多见。中医文献早就有"下痢""赤白痢""热痢下重""时疫痢""休息痢"等记载。

一、病因病理

夏秋季节,湿热熏蒸,在脾胃功能减弱的情况下,进食生食物或饮食不洁,以致湿热疫毒,滞于肠中,腑气被阻,伤其络脉,故见发热。出现脓血便、腹痛、里急后重等症状,称为痢疾。如疫毒化火,内陷心营,则出现高热、烦躁、神昏、抽搐等症状,称为疫毒痢。急性菌痢,治疗不及时,迁延日久,正虚邪留,损伤脾胃,时犯时停,则形成虚寒痢或休息痢。

二、辨证施治

1. 湿热痢(相当于急性菌痢)

主证:腹泻,便脓血或带黏液,腹痛,里急后重,肛门灼热感。初起可伴有畏寒、发热、恶心、呕吐、渴不欲饮,尿少色黄,下腹压痛,舌苔黄腻,脉数。

治法:清热燥湿,辅以行气和血。

方药:湖北省中医院近年来按此法治疗多例,疗效好,基本方如下。

黄柏 15 g、黄芩 9 g、白芍 9 g、厚朴 9 g、槟榔 6 g。

加减:兼表证去白芍,加葛根 12 g;呕吐加竹茹 12 g;便血多加当归 9 g、地榆 15 g。

亦可将此基本方药,做成片剂,将 1 天的药量做成 24 片,每次服 6 片,1 日 4 次。

2. 疫毒痢(相当于中毒型菌痢)

主证:起病急,症状较湿热痢为重,可在腹泻尚未出现时,即有高热、抽搐、昏迷、面色苍灰、口唇青紫、四肢厥冷、大汗出、呼吸微弱,舌苔黄燥,舌边尖红绛,脉微细等。

此型多见于儿童。

治法:清热解毒熄风。

方药:黄连钩藤汤加减。

黄连 6 g、黄芩 9 g、黄柏 15 g、金银花 15 g、连翘 12 g、钩藤 9 g、鲜荷叶 9 g、木香 6 g、石菖蒲 9 g。

有高热、神昏者加紫雪丹或安宫牛黄丸。

回阳固脱(抢救休克),可用参附汤、生脉散加减:红参 9 g(或党参 15 g)、制附片 9 g、麦冬 9 g、五味子 9 g,急煎频服。配合针刺人中、十宣。

此型证情危重,必要时中西医结合治疗。

3. 虚寒痢(相当于迁延型或慢性菌痢)

主证:持续慢性腹泻,大便稀薄,经常或间歇带白色黏液,伴有腹部隐痛,腹胀,食少神疲,形体消瘦,四肢不温,甚则滑脱不禁或脱肛,舌质淡红,苔白,脉细无力。

治法:温补脾肾,辅以固涩。

方药:养脏汤加减。

党参 9 g、诃子肉 6 g、肉豆蔻 6 g、当归 9 g、白术 9 g、木香 5 g、甘草 5 g、肉桂 3 g。

气虚下陷脱肛者加升麻 6 g、柴胡 6 g。

4. 休息痢(相当于慢性痢疾急性发作或休止)

主证:症状时轻时重,下痢时发时止。发作时,腹痛、里急后重、大便带脓血、量较多。舌质淡红,苔白或腻,脉数无力。休止时,除一般衰弱外,腹泻好转,大便带白色黏液或不消化食物。

治法:发作时,清热燥湿行气。休止时健脾燥湿。

方药:白头翁汤加减。

白头翁 15 g、黄连 6 g、黄柏 6 g、榛皮 9 g、木香 9 g。

休止时参苓白术散加减。

党参 9 g、白术 9 g、茯苓 12 g、陈皮 6 g、炒扁豆 9 g、砂仁 3 g、薏苡仁 12 g、桔梗 6 g、神曲 9 g、木瓜 9 g。

三、针刺治疗与单方验方

1. 针刺治疗

主穴:足三里、天枢。

配穴:恶寒、发热加合谷、曲池。大便次数多,加三阴交、交信。里急后重加太冲。脱肛加长强。血压偏低加素髎、内关。留针 30 min,手法用平补平泻,一般病例每日针刺 1 次,重者每日 2 次,孕妇忌针。

2. 单方验方

马齿苋:性味酸凉。功用:清热祛湿,消炎利尿,治痢疾。每日用鲜药 120 g 煎水服。

地锦草(又名乳汁草):性味淡微酸。功用:清热利湿,收敛止血,治痢疾。每日用鲜药 120 g 煎水服。

旱莲草:性味甘酸寒。功用:清肝热,养肾阴,凉血止血,治痢疾。每日用鲜药 120 g 煎水服。

红辣蓼:性味辛温。功用:利湿解毒消肿,治痢疾。每日用鲜药 120 g 水煎服。

大蒜:性味辛温。功用:解毒健胃消肿,治痢疾。适量生吃。

(朱起贵)

中医辨证治疗急性细菌性痢疾 625 例的临床观察

湖北省中医院于 1964 年 4 月至 1968 年 12 月在传染病房,应用中医方法治疗急性细菌性痢疾(以下简称急性菌痢)625 例,现报告如下。

一、临床资料

病例选择:按照 1964 年黄山传染病学术会议提出的急性菌痢诊断标准将急性菌痢分为三型:急性典型菌痢、急性非典型菌痢、急性中毒型菌痢。

本组病例中,353 例分析了入院前平均发病时间为 47.38 h。同时统计了入院前曾用药治疗者 87 例,其中用药 1 天内者 35 例,2 天者 18 例,3 天及以上者 3 例,记录不详者 31 例。治疗多用土霉素、氯霉素等,由于疗效不显,入院时各项检查仍符合诊断标准,故列入统计。

一般资料:急性菌痢 625 例中男性 430 例,女性 195 例。625 例按黄山传染病学术会议的要求进行了临床分型,即急性典型菌痢 584 例,急性非典型菌痢 39 例,急性中毒型菌痢 2 例。

二、治疗方法

(一)辨证论治组

按中医辨证论治,我们将急性菌痢分为以下四型。

1. 单纯湿热型

主证:赤白下痢,里急后重,脘闷腹痛,口苦纳减,渴饮不多,尿少色黄。

脉象:弦数或滑数。

舌苔:黄苔较厚,舌质红。

治法:清热燥湿,调气行血。

主方:芍药汤加减。

白芍、当归、黄连、黄芩、槟榔、厚朴、枳壳、木香。

2. 湿热兼表型

主证:发热恶寒,无汗,头痛,身重,赤白下痢,腹痛口苦,里急后重。

脉象:浮数。

舌苔:苔薄白或白而微腻,舌质红。

治法：先解表清里，兼以调气消滞，表证解后，再用清热燥湿法。

主方：先用葛根芩连汤加减，继用芍药汤加减。

葛根、黄连、黄芩、木香、金银花、连翘、山楂、厚朴。

3. 湿热瘀滞型

主证：呕恶嗳腐，胸脘痞闷，渴不欲饮，腹胀痛，赤白下痢或完谷不化，或恶冷发热。

脉象：滑或滑数。

舌苔：黄厚腻或黄白相兼。

治法：芳香化浊，清宣湿热，兼以和中导滞。

主方：藿香正气散、黄连温胆汤加减。

藿香、苏叶、法夏、竹茹、枳壳、黄连、山楂、神曲、茯苓、大腹皮。

4. 湿热、热盛动风型

主证：高热，神昏，谵语，惊厥，继之赤白痢。

脉象：洪数或弦数。

舌苔：苔黄燥，舌质绛。

治法：清热利湿熄风。

主方：钩藤汤加减。

金银花、连翘、黄芩、木香、黄连、钩藤、茯神、鲜荷叶。

（二）治痢汤组

祖国医学认为急性菌痢的病因主要是湿热，在辨证论治组实践的基础上，进一步寻找规律，按照抓主要矛盾的原则，以清热燥湿为主兼以调气行血为治法，逐步固定处方，选药七味，定名为治痢汤。

黄连 6 g、黄芩 9 g、金银花 12 g、木香 3 g、槟榔 6 g、厚朴 9 g、白芍 9 g。

每天 1～2 剂，分 2～4 次服，根据临床主要脉证，主方稍有加减，见表 2-2-9。

表 2-2-9　主方加减表

证	恶寒、发热、脉浮	脘闷反酸	呕恶不食	高热伤阴	湿重	热重	大便红多白少
加	葛根	山楂	竹茹、麦芽、谷芽、神曲	—	薏苡仁	连翘、白头翁、黄柏	当归、地榆
减	白芍	黄芩		厚朴	—	—	—

（三）清肠片（原名治痢片）组

在用治痢汤治疗急性菌痢的处方基础上，不断调整，经过剂型改革，做成清肠片（糖衣片），处方是黄柏 15 g、黄芩 9 g、白芍 9 g、槟榔 6 g、厚朴 9 g，治疗 87 例，取得良好疗效（表 2-2-10）。

表 2-2-10 各组疗效表

分组	例数	平均住院日	平均退热日	平均腹痛消失日	平均里急后重消失日	平均大便次数恢复日	平均大便性状正常日	平均腹部压痛消失日	平均细菌转阴日	痊愈例数	临床痊愈例数	进步例数
辨证论治组	100	13.8	2.32	5.93	5.3	6.43	6.42	8.32	5.21	87 (87%)	13 (13%)	—
治痢汤组	438	9.31	1.13	4.21	3.99	4.25	4.41	3.66	3.62	351 (80.1%)	54 (12.3%)	33 (7.6%)
清肠片组	87	8.3	0.88	3.59	2.96	3.78	3.79	3.04	2.55	76 (87.4%)	10 (11.5%)	1 (1.1%)

三、随访结果

治痢汤组于患者出院后随访 183 例,其中复发者 7 例。大便镜检 48 例,不正常者 5 例。大便培养 47 例均为阴性。

四、小结

我们从 1964 年至 1968 年治疗急性菌痢 625 例,首先用辨证论治方法治疗 100 例,在此基础上,我们抓住急性菌痢的病因是湿热的这个主要矛盾,以清热燥湿为主兼以调气行血,提出了治痢汤,经过临床应用,不断调整药味,经过剂型改革,做成清肠片(糖衣片),通过临床观察,未发现副作用或耐药性,孕妇亦可服用。从表 2-2-10 中分析,效果良好。

(朱起贵)

137

香连片(浓缩)治疗急性菌痢、急性肠炎临床观察

香连片(浓缩)是湖北省医药工业研究院有限公司按《中华人民共和国药典》香连丸处方改进剂型制成的糖衣片。我院传染科与武汉市第三医院及湖北省人民医院于1988年9月至11月以本品与香连丸进行临床对比观察,治疗急性菌痢、急性肠炎共175例,现报告如下。

一、临床资料

175例患者随机分成香连片组与香连丸组,其分组情况、性别、年龄见表2-2-11,症状与体征见表2-2-12,大便培养情况见表2-2-13。

表 2-2-11　临床资料 1

病种	组别	病例数	性别		年 龄 分 布			
			男	女	14岁以下	15～30 岁	31～55 岁	56岁以上
急性菌痢	香连片	88	42	46	7	35	37	9
	香连丸	39	18	21	0	18	21	0
急性肠炎	香连片	30	12	18	0	12	11	7
	香连丸	18	5	13	0	8	9	1

表 2-2-12　临床资料 2

症状、体征	急 性 菌 痢				急 性 肠 炎			
	香连片		香连丸		香连片		香连丸	
	例数	百分比/(%)	例数	百分比/(%)	例数	百分比/(%)	例数	百分比/(%)
发热	58	65.91	20	51.28	17	56.67	12	66.67
腹痛	84	95.45	38	97.44	30	100	17	94.44
腹泻	88	100	39	100	30	100	18	100
里急后重	76	86.36	33	84.62	0	0	0	0
恶心	55	62.5	20	51.28	21	70	15	83.33
呕吐	36	41.94	8	20.51	14	46.67	11	61.11
腹部压痛	80	90.91	35	89.74	29	96.67	15	83.33
粪便性状改变	88	100	39	100	30	100	30	100

表 2-2-13　临床资料 3

项 目	急性菌痢例数		急性肠炎例数	
	香连片	香连丸	香连片	香连丸
福氏杆菌	24	6	0	0
宋氏杆菌	1	1	0	0
志贺杆菌	0	0	0	0
史密氏杆菌	0	0	0	0
阳性率	28.41%	17.95%		

两组病例的急性菌痢和急性肠炎从中医辨证均为湿热型(或热重于湿,或湿重于热),患者均未用过抗菌药物治疗,并排除中毒型菌痢及心、肝、肾等严重疾病。

二、诊断标准

1. 急性菌痢

参照急性菌痢诊断标准。急性典型菌痢:①急性发作之腹泻,有时伴有不同程度的周身中毒症状;②腹痛;③里急后重;④粪便呈脓血样;⑤镜检有大量脓细胞、红细胞和吞噬细胞;⑥粪便培养为阳性。除①外,②~⑤中具有三项者,或具有⑥者。急性非典型菌痢,有急性腹泻,大便每日三次以上或腹泻连续二日以上,无脓血便,但具有下列情况之一者:①粪便内有黏液;②左下腹明显压痛;③有里急后重;④粪便镜检异常。

2. 急性肠炎

急性起病,腹泻一日二次以上,粪便无脓血,镜检可见少许红细胞,粪便培养阴性者。

三、治疗方法

香连片组,成人每次 5 片,一日三次,口服,小儿酌减。7 天为 1 个疗程。

香连丸组,成人每次 4 g,一日三次,口服,小儿酌减。7 天为 1 个疗程。

两组在服药期间均不用其他抗菌药物及退热药,脱水病例可酌情输液。

四、治疗结果

(一)疗效标准

1. 临床治愈

①临床症状消失;②大便次数每天二次以下;③大便外观正常;④大便镜检连续三次阴性;⑤痢疾患者,大便培养连续三次阴性。

2. 显效

①至④和临床治愈相同,痢疾患者,大便培养连续二次阴性,或只一次阴性。

3. 有效

①临床症状好转;②大便次数减少;③大便外观为软便,无黏液;④痢疾患者大便镜检仍有少许脓细胞,肠炎患者大便镜检脓细胞极少;⑤痢疾患者大便培养痢疾杆菌阳性。

4. 无效

服药 7 天后,临床症状及大便次数、外观、镜检均无改善,痢疾患者大便培养痢疾杆菌阳性。

(二)疗效比较

治疗后各项指标变化比较,结果见表 2-2-14 至表 2-2-16。

表 2-2-14　急性菌痢治疗后各项指标变化比较

疗 效 指 标	香连片($n=88$)		香连丸($n=39$)	
	例数	$\overline{X}\pm S$	例数	$\overline{X}\pm S$
体温恢复正常小时数	58	22.8 ± 14.8	20	24.1 ± 16.8
腹痛消失天数	84	2.8 ± 1.6	38	2.4 ± 1.6
腹部压痛消失天数	80	2.2 ± 1.3	35	3.1 ± 1.3
里急后重消失天数	76	2.1 ± 1.9	31	3.1 ± 1.4
大便次数恢复正常天数	87	2.7 ± 1.5	38	2.9 ± 1.6
大便外观恢复正常天数	86	3.4 ± 1.6	39	3.7 ± 2.1
大便镜检恢复正常天数	86	3.1 ± 1.7	37	4.0 ± 2.0
细菌培养转阴天数	25	3.7 ± 1.7	7	3.9 ± 1.4

表 2-2-15　急性肠炎治疗后各项指标变化比较

疗 效 指 标	香连片($n=88$)		香连丸($n=39$)	
	例数	$\overline{X}\pm S$	例数	$\overline{X}\pm S$
体温恢复正常小时数	17	15.0 ± 8.3	12	19.6 ± 13.8
腹痛消失天数	30	2.1 ± 1.6	17	2.1 ± 1.0
腹部压痛消失天数	27	2.1 ± 1.0	15	2.0 ± 0.7
里急后重消失天数	0	0	0	0
大便次数恢复正常天数	30	2.0 ± 1.2	18	2.5 ± 1.1
大便外观恢复正常天数	29	2.7 ± 1.0	18	2.7 ± 1.1
大便镜检恢复正常天数	29	2.2 ± 1.4	18	3.1 ± 1.4

表 2-2-16 疗效比较

疗 效	急 性 菌 痢				急 性 肠 炎			
	香连片		香连丸		香连片		香连丸	
	例数	百分比/(%)	例数	百分比/(%)	例数	百分比/(%)	例数	百分比/(%)
临床治愈	65	73.86	24	61.54	29	96.67	18	100
显效	20	22.73	12	30.77	0		0	
有效	2	2.27	3	7.69	0		0	
无效	1	1.14	0		1	3.33	0	

从上表分析,急性菌痢"显效"以上,急性肠炎"显效"以上,香连片组分别是96.59%、96.67%,香连丸组分别是92.31%、100%。经统计学处理(等级序值法),两组对急性菌痢疗效的比较 $u=1.1647(P>0.05)$,对急性肠炎疗效的比较 $u=0.1936(P>0.05)$,两组疗效相当,无显著性差异。

(三)不良反应

观察本组病例中,未见香连片组出现不良反应,仅见香连丸组少数患者服药后出现恶心,胃部嘈杂,或上腹部不适(3例),有的腹泻次数较多的患者,大便中可见药丸颗粒(4例)。

五、结语

香连丸由黄连(吴茱萸制)、木香两味中药组成,黄连清热燥湿,用吴茱萸炮制可增加行气止痛作用,木香行气化滞止痛,适用于治疗湿热痢疾(菌痢)及泄泻(感染性腹泻)。

香连片(浓缩)是以香连丸处方改进剂型制成的糖衣片,经本次临床试验观察,治疗的适应证与香连丸相同,疗效肯定。但比香连丸用量少,无胃部不适反应。而且患者易于服用,故值得推广。

(朱起贵)

针刺治疗急性菌痢 176 例疗效观察

湖北省中医院针刺治疗急性菌痢 176 例,取得较好疗效,现报道如下。

一、一般资料

176 例患者中,男性 110 例,女性 66 例,平均年龄 46 岁。

二、诊断标准

参照前文的诊断标准。

三、治疗方法

针刺穴位与手法:

主穴:足三里、天枢。

加减用穴:里急后重者加太冲、长强。大便次数频多者加三阴交、交信、内庭。血压低者加素髎、内关。发热者加合谷、曲池。下痢症状消失,而大便培养尚未转阴者,继用足三里,每天针刺一次。

手法:均用强刺激,留针半小时,症状重者,每日针刺二次,上、下午各一次,症状轻者,每日一次。

四、疗效

共治疗 176 例,痊愈 151 例,痊愈率为 85.8%,进步 25 例,进步率 14.2%。平均退热时数 28.63 h。大便性状恢复正常日数 2～3 天,大便次数恢复正常日数 3～6 天,腹痛消失日数 3～4 天,腹部压痛消失日数 2～7 天。治疗期间每天留大便送培养,平均大便培养细菌转阴日数 4.32 天。

五、典型病例

李某,女,14 岁。于 1965 年 10 月 6 日急诊入院,主诉:腹痛、腹泻、便脓血 1 天。里急后重,食纳减少,神疲,腹平软,左下腹压痛,四肢不温,皮肤干燥,苔白,舌尖红,脉细数,体温 37 ℃,脉搏 100 次/分,呼吸 20 次/分,血压 60/40 mmHg,大便检查为黏液便。镜检:红细胞(＋)、脓细胞(＋＋)、吞噬细胞少许。大便培养为弗氏痢疾杆菌。

入院诊断:急性菌痢伴轻度休克及脱水。入院后给予针刺治疗取穴:足三里、天枢、合谷、素髎。10 min 后血压升至 80/60 mmHg,半小时后升至 90/60 mmHg,渐恢复至 100/70 mmHg,四肢转温,两天后大便次数恢复正常,继续应用足三里、天枢、合谷、三阴交、内庭等穴,交替使用,里急后重 3 天消失,腹痛 4 天消失,大便镜检 4 天恢复正常,大便培养 4 天转阴,住院 10 天痊愈出院。

六、取穴意义

足三里为胃经合穴,天枢属胃经,为大肠募穴,取此二穴有健脾益胃、燥湿作用,可治下痢腹痛。长强可治里急后重,脱肛。三阴交,为三阴经之会穴,起滋阴健脾作用,治脾胃虚弱,肠鸣,溏泄。交信,在内踝上二寸筋骨间,治泻痢赤白。内庭,胃经荥穴,可治赤白痢泄泻,肠鸣,腹胀。素髎属督脉,当鼻尖取之,为诸阳之会,起兴奋作用,取穴方法为针从鼻尖端向上刺入,针刺二分深。合谷、曲池属于手阳明经,可清热祛邪。

七、结语

从以上针刺治疗急性菌痢的疗效来看,治疗后症状消失较快,粪便培养痢疾杆菌由阳性转为阴性,疗效满意。至于针刺治疗的作用机理,可能是针刺穴位通过经络提高了机体的免疫功能,这方面还有待进一步研究。

(朱起贵)

流行性脑脊髓膜炎的辨证论治

流行性脑脊髓膜炎(简称流脑)多发生于冬春两季,有传染性,起病急剧,变化迅速,临床表现主要为高热、头痛、项强、斑疹、昏迷、抽搐等。按其临床表现,可归入中医"瘟疫"范畴。

一、病因病理

由于人体正气内虚,卫外不固,病邪先由口鼻而入,开始只觉咽痛口干,继则出现发热寒战、头痛等正邪交争的卫分表证,但病邪为疫疠之气,传变极快,往往从卫分迅速传及气分、血分或内陷入心。病程如按中西医结合方法,大体可分为三期。

(1)疾病初期阶段,表现为恶寒发热、口干咽痛、头痛等卫分症状,相当于西医的上呼吸道感染期,如机体抗病能力强,则病邪止于卫分,不再内传。

(2)当机体抗病能力较差,又受到某些不利条件影响时,病邪迅速传里、入气、入营、入血。可表现为卫气同病,气(血)营两燔等火热上冲证候,则见高热、剧烈头痛、项强、邪毒犯胃,则见恶心呕吐;毒盛伤及营血,则见心烦躁扰,身发斑疹;内陷心包,则见神昏谵语,舌不灵活;阳气虚衰,则邪毒内陷,可见面色苍白、汗出、畏寒、肢冷、脉微欲绝而致休克。

(3)热甚引动肝风,则见不同程度头痛、呕吐、项强,甚至发生惊厥、抽搐昏迷、呼吸骤停等,相当于西医的脑膜脑炎期。

二、辨证分型

流脑一般起病急骤,起初发热恶寒,伴有头昏头痛,咽喉干痛,咽部充血,苔薄白,脉浮数等卫分症状,以后疾病向气分、营分、血分进展,体温很快上升到 39～40 ℃,头痛较重,恶心呕吐,口渴烦躁,舌质红,苔黄或黄白相兼,皮肤黏膜出现大小不等的瘀点或瘀斑,少则数个,多则布满全身。有的患者瘀点、瘀斑较多,但脑膜刺激征、屈髋伸膝试验及屈颈试验常阴性,即或阳性也比较轻,这类患者近年来较多见。其中部分患者,如不及时治疗,可很快出现脑膜刺激征。

另有一类患者,一开始就高热,头痛如劈,恶心呕吐(可呈喷射状),皮肤瘀点,多少不等,脑膜刺激征明显,脉弦缓有力,进而出现嗜睡、昏迷、烦躁、抽搐等热盛动风表现,血液化验检查,白细胞总数及中性粒细胞比例显著增加。脑脊液外观呈黄色混浊,白细胞总数在 10×10^9/L 以上,中性粒细胞比例增加,蛋白明显增加,糖、氯化物明显减少,血、脑脊液涂片或培养可找到脑膜炎双球菌。婴幼儿由于神经系统发育尚不完善及囟门未闭,因此脑膜刺激征常不明显,而以高热、拒乳、呕吐、腹泻、嗜睡、两眼凝视、惊叫等症状为主。检查时可有皮肤瘀点,囟门紧张隆起,指纹青紫,以及屈颈试验阳性等体征。

由于本病发病急,传变快,病势凶,临床表现往往错综复杂,有时两型同时出现,故辨证时要善于抓住主要矛盾或矛盾主要方面,整个病程表现为热、火、毒,总的治疗原则是清热解毒、凉血熄风,病重者需中西医结合抢救。现分型施治如下。

(一)轻型(卫气同病)

卫分症状不明显,一般多有气分症状。

主证:病属初起,有轻度上呼吸道感染症状,可有皮肤散在瘀点,或有轻度脑膜刺激征,此类患者在流行期多见,早期治疗,效果良好,对控制流行也有重要意义。

治则:解表清热。

药物:金银花 30 g、连翘 15 g、生石膏 60 g、知母 15 g、黄连 9 g、贯众 15 g、菊花 9 g、薄荷 9 g、芦根 30 g、生甘草 9 g,共煎成 800 mL,每日服四次,每次 200 mL。

(二)普通型

1. 败血症型(气血两燔)

临床表现以败血症症状为主,气分、血分症状较多,发热较高,皮肤黏膜有较多的瘀点或瘀斑,脉洪数,舌质红,苔黄。一般呼吸及循环系统无明显改变,脑膜刺激征不明显或较轻,部分重症患者中毒症状较重。

治则:清热解毒,凉血化斑。

药物:金银花 60 g、连翘 15 g、生石膏 12 g、知母 15 g、黄连 15 g、贯众 30 g、板蓝根 30 g、丹皮 15 g、甘草 9 g,共煎成 800 mL,每 4 h 一次,每次 200 mL。

2. 脑膜炎型(气营两燔)

临床表现以脑膜炎症状为主,气分、营分症状较多,发热较高,头痛剧烈,呕吐,脑膜刺激征阳性,舌质红绛,苔黄,脉洪数或弦缓,皮肤黏膜瘀点、瘀斑较少,部分较重患者可有神志改变,如烦躁、嗜睡和轻度昏迷等热盛动风表现。

治则:清热解毒,镇痉熄风。

药物:金银花 60 g、连翘 15 g、生石膏 12 g、知母 15 g、黄连 15 g、贯众 30 g、蝉衣 9 g、龙胆草 15 g、钩藤 30 g、甘草 9 g,共煎成 800 mL,每 4 h 服一次,每次服 200 mL。

(三)暴发型

起病急骤,病势凶险,多数患者在发病 24 h 以内迅速出现循环衰竭或颅内高压,甚至脑疝,出现"气阳衰竭""热盛动风"的症状。普通型患者治疗如不及时,也可迅速恶化,出现此类凶险症状,此类患者所占比例不多,但往往危及生命,应积极抢救治疗。

1. 循环衰竭型(气阳衰竭)

高热,面色苍白,轻度青紫,手脚发凉,皮肤发花,瘀点较多,且迅速增多融合成片。脉细数,早期血压下降不明显或略高,继之呈现下降趋势,脉压减小,随后血压很快下降,甚至到零,皮肤青紫及肢端发凉加重,脉微细或不能触及,体温可以不升,神志逐渐不清,进一步可出现呼吸、循环衰竭。

治则:救脱开闭。

方药:有亡阳倾向而内闭者紧急针刺涌泉、足三里,或加耳针,如皮质下、肾上腺、内分泌等穴,并煎吉林参 9 g,送服至宝丹或苏合香丸(若舌红口干,宜用至宝丹;舌淡苔润,宜用苏合香丸)。如四肢微温,气促,口渴,是气津两伤,而未至内闭外脱者,可急用生脉散水煎频服,以益气生津。

2. 脑膜脑炎型(热盛动风)

高热,面色极度灰暗,剧烈而严重的头痛,患者呼叫不已,频繁呕吐,多为喷射性,继之抽搐,神志急剧改变,迅速陷入昏迷,血压增高,脉弦缓有力,如未及时抢救,病情继续恶化,可出现瞳孔大小不等,呼吸节律改变,甚至呼吸、心跳骤然停止。

治则:清热解毒,凉营熄风。

方药:清瘟败毒饮加减。

生石膏 30 g、知母 9 g、生地 12 g、玄参 12 g、栀子 9 g、连翘 12 g、钩藤 12 g、大青叶 30 g、板蓝根 30 g、犀角 0.3 g(可用水牛角代)。

昏迷用安宫牛黄丸、紫雪丹、至宝丹或鼻饲中药。

以上各方均为成人剂量,小儿用量酌减。

总之,暴发型治疗以中西医结合抢救治疗为主,中药可参照普通型处方,并根据情况适当加用回阳救逆、镇痉熄风等药物,但因病情危重,多数不能服药物,我们主要使用双解素注射液,并配合西药升压、脱水等抢救措施。

各型流脑患者,如有某项症状,较为突出,或治疗后某项症状已消失,可酌情随症加减。

项强:天花粉 15 g、钩藤 30 g、葛根 9 g。

呕吐:黄连 0.5 g、苏叶 0.5 g,泡水慢慢吞服。

痰鸣:川贝 9 g、天竺黄 9 g、胆南星 9 g。

神昏:石菖蒲 9 g、郁金 9 g。

便秘:大黄 15 g、玄明粉 15 g。

瘀点、瘀斑:生地 30 g、丹皮 15 g、赤芍 15 g、板蓝根 15 g。

高热已退者去生石膏、知母、黄连,加沙参 15 g、麦冬 15 g。

尿血:白茅根 120 g。

抽搐:钩藤 30 g、地龙 15 g、蜈蚣 1.5 g、全蝎 1.5 g。

尿闭:田螺 4 枚捣烂,加麝香 0.2 g,敷于脐上。

三、对症治疗

1. 高热

针刺大椎、曲池、合谷等穴，或用物理方法降温，如冷毛巾或冷水袋敷额部，酒精擦浴，冰水灌肠等，也可用安乃近滴鼻液肌内注射，或穴位注射。

2. 呕吐

针刺内关、足三里，或用黄连、苏叶各 3 g，泡水一小杯徐徐吞服，或用复方冬眠灵肌内注射。

3. 烦躁和抽搐

可酌情选用醒脑静注射液、水合氯醛、复方冬眠灵、苯巴比妥钠等，应注意如有脑水肿，及时给予脱水剂，如甘露醇静脉滴注，或芹菜汁口服。

4. 腹胀

针刺关元、气海、足三里等穴，也可用松节油，热敷腹部，或肛管排气等。

5. 尿潴留

可按摩膀胱区，或指压关元，也可针刺中极、曲骨、委中、三阴交等穴。

6. 出血

常见的出血有鼻衄和消化道出血，应予大量维生素 C、维生素 K，并选用仙鹤草素、白及、云南白药、安络血、对羧基苄胺等，如有血管内广泛性凝血（华-弗氏综合征），则应用肝素。出血严重者，可输入新鲜血液。

四、一般疗法

流脑患者应隔离至症状消失为止，居室应空气流通，阳光充足，保持安静，保证患者充分休息和睡眠，饮食宜清淡，保证足够的液体摄入，成人每天 2000～2500 mL，小儿每天每公斤体重 60～80 mL。若患者有反复呕吐，引起失水或电解质紊乱应及时纠正。昏迷患者可用鼻饲，如有呕吐物应及时清理，以防止吸入气管引起窒息，注意皮肤清洁，防止瘀斑感染。长期昏迷患者要定期翻身，预防压疮发生，并用盐水纱布覆盖眼部以保护角膜和保持口腔清洁。抽搐、烦躁不安时应防止跌伤，对重症患者应密切观察血压、脉搏、呼吸、面色、瞳孔变化。有脑水肿表现的患者应避免不必要的搬动和腰椎穿刺检查，防止脑疝发生。

流脑患者常有高热、神昏、烦躁、呕吐等症状，中药汤剂难入口，湖北省中医院研制双解素静脉注射液，剂型改革在全国是第一家。双解素注射液是根据各型流脑共同具有的症状，在辨证施治的基础上制订的，其主要作用是清热解毒、凉血化瘀，同时适当兼顾到镇痉熄风，双解素注射液在体外对脑膜炎双球菌有明显抑菌作用，经过几年大量病例的临床观察证明,疗效良好。对轻型和败血症型患者可以单独使用,对脑膜炎型及暴发型病例,可适当配合抗菌药物联合治疗,此药副作用很少,偶可引起皮疹、低热、关节痛,多不需特殊处理,停药后自行消失,未发现耐药现象。

(1)双解素静脉注射液组成

金银花 45 g、连翘 15 g、生石膏 30 g、知母 15 g、黄连 30 g、贯众 30 g、板蓝根 50 g、龙胆草 15 g、钩藤 30 g、生甘草 9 g,制成灭菌水溶液,供静脉及肌内注射。

(2)双解素静脉注射液用法

轻型:按每日 6～9 g/kg,第一天分四次肌内注射,首次加倍,病情好转后减半或改汤剂、糖浆口服,共用 3～5 天。

普通型:败血症型每日 18～24 g/kg,首次用总量的 1/5 做静脉注射,余量的 2/3 用 10%葡萄糖液稀释后滴注完毕,第二天病情显著好转,即可减药量为全量的 1/2 或 1/3,继续静脉或肌内给药,以后可改为口服,共用药 3～5 天。脑膜炎型每日 24～30 g/kg,第一天用法同上,第二天剂量不变,但可将部分剂量改为肌内注射,第三天病情稳定后,可改为全量的 1/2,由静脉或肌内给药,以后再逐步改为口服,共用药 5～7 天。

暴发型:每日 30～36 g/kg,以静脉给药为主,首次量可按 3～6 g/kg 静脉推注,以后用 10%葡萄糖液稀释后静脉滴注,维持 24 h,并可根据病情,每 4～6 h 加推一次(一日总量不宜超过 45 g/kg),病情好转后,可按普通型用法,递减药量,共用药 5～7 天,对此型治疗,一般多配合抗菌药物。

双解素注射液治疗各型流脑,一般都能在 24 h 内退热,病情好转,瘀点、瘀斑多在两天内逐渐吸收,脑膜刺激征多在 3～5 天内消失,对轻型流脑,有效率达到 80%,普通型有效率达到 60%。剂量上则根据病型及病情关系灵活掌握。

双解素注射液可与青霉素、庆大霉素、氢化可的松、地塞米松、去甲肾上腺素、氯化钾、氯化钠、西地兰、洛贝林配伍静脉滴注,与其他药物能否配伍,尚有待观察。

治疗中遇有酸中毒、颅内高压、心力衰竭、失水、血容量不足、休克、电解质紊乱、高热、严重酸中毒症状等,配合西药处理。

(朱起贵)

糯稻根治疗 310 例马来血丝虫病疗效观察

血丝虫病由蚊子传播,感染马来血丝虫病经半年潜伏期后,血中可查出微丝蚴,早期症状主要表现为淋巴管炎及淋巴结炎,病变部位多在下肢,晚期可致小腿象皮肿,影响劳动力,故宜早诊早治。

我们在血丝虫病流行区江陵县除害灭病期间,与当地医务人员一道普查马来血丝虫,经上门抽血镜检微丝蚴证实已感染此病,在此基础上,采取民间验方,就地取材用糯稻根有计划地分不同剂量组治疗此病,现将观察疗效报道于下。

一、方法

药物制法:取当地产糯稻根,用水洗净,煎取根部,称其重量,放入锅内,加等量体积的水,用文火煎煮 3～4 h,捞出渣子,如水分过多时继续用火浓缩,过少时用水稀释,药液外观呈黄褐色,味微甜,这些药物制备过程中均经观察者亲自动手操作。

观察对象为当地青壮年男女农民,年龄自 14 岁至 48 岁,他们血液均经镜检有微丝蚴,分七组进行治疗。

服法:

第一组 53 人,每人每日服 2 次,总剂量 300 g,10 日为 1 个疗程。

第二组 12 人,每人每日服 2 次,总剂量 620 g,10 日为 1 个疗程。

第三组 23 人,每人每日服 2 次,总剂量 1240 g,10 日为 1 个疗程。

第四组 120 人,每人每日服 2 次,总剂量 1740 g,5 日为 1 个疗程。

第五组 88 人,每人每日服 2 次,总剂量 1500 g,5 日为 1 个疗程。

第六组 60 人,每人每日服 2 次,总剂量 3000 g,5 日为 1 个疗程。

第七组 28 人,逐日每人每日服:60 g、120 g、240 g、500 g、750 g。总剂量为 1670 g,5 日为 1 个疗程。每次服药时均将药液加热,监督患者服完,每次约 200 mL。

服药后在 3～7 天内于晚上 10—12 时到患者家里进行观察和复查,检查时取耳垂血三大滴为准,次日将血片放在清水中溶血后镜检,多数病例经 10～20 天后复查。

二、结果

经过复查的共 310 例,疗效如下。

第一组复查 43 例中 39 例血液为阴性,治愈率 90.7%。第二组复查 12 例中 8 例血液转为阴性,治愈率 66.7%。第三组复查 23 例全数为阴性,治愈率 100%。第四组复查

119 例中 101 例转为阴性,治愈率 84.9%。第五组复查 30 例中 25 例转为阴性,治愈率 83.3%,第六组复查 55 例中 52 例转为阴性,治愈率 94.5%。第七组复查 28 例中 25 例转为阴性,治愈率 89.3%。从以上治愈率来看,总体疗效好,剂量大的疗效更好。

三、小结

糯稻根治疗马来血丝虫病是有效的。服药后反应:一般来说没有什么反应,部分病例发生轻度发热、畏寒、头痛、头昏,少数有恶心,但他们都能照常参加劳动,也未给予任何处理。据不完全统计有 18 例出现皮下淋巴结肿大,尤其在大剂量组反应较重,这可能是患者服药后,药物在杀灭微丝蚴过程中出现免疫反应,至于糯稻根的药理作用有待进一步研究。

(朱起贵　李广棣　等)

下法治疗感染病急重症四则

泻下法,早见于《黄帝内经》,如"留者攻之""实则泻之""通因通用"的治法。张仲景继《黄帝内经》设阳明病三承气汤证与少阳病三急下证,意在泻下燥热而保存津液。又如热厥可用下法,"伤寒一二日至四五日而厥者,必发热,前热者,后必厥,厥深,热亦深……应下之"。后世张子和对下法尤为擅长,认为"病之一物,非人身所素有也,速去之可也,揽而留之则为害",故必先攻其邪,邪去则正气自复。吴又可认为下法不仅泻实,而且泻热,倡温病下不厌早之说,主张及时逐邪,勿拘结粪。叶香岩曰:"再论三焦不得从外解,必成里结,里结于何,在阳明胃与肠也。亦须用下法,不可以气血之分,就不可下也。"可见不论病在气分、营分,还是血分,均有可下之证。综上所述,说明下法既能泻有形之积滞,又能除无形之邪热,以保存津液,有釜底抽薪之意,是清热除邪的一个重要治法。兹就感染病急重症,谈谈下法的运用。

1.大叶性肺炎医案

患者,李某,男,14岁。主诉突起畏寒、发热、咳嗽已1天,自觉胸部胀痛,口干苦,咳白色泡沫痰,尿黄,脉浮数。化验血常规:白细胞2.2×10^{10}/L,中性粒细胞93%。胸部透视示左肺中叶大片状阴影,属炎性变化。西医诊断:大叶性肺炎。中医诊断:风温。患者感受外邪,风热犯肺,治宜宣肺解表,清热化痰止咳,方用银翘散加减,一日二剂,服2天,体温仍高达39℃以上,无汗,咳嗽,胸闷,痰中带血丝,口干欲饮,口苦,大便4日未行,少腹轻度压痛,舌质红,苔黄干燥,脉弦数,肺热移胃,有化燥趋势,用凉膈散加减:黄芩9g、薄荷9g、栀子9g、连翘15g、金银花10g、甘草6g、大黄12g(后下)、玄明粉15g(兑服)。急煎一付,服后大便通行,少腹痛消除,当日下午体温下降,翌晨体温正常,精神好转,以上诸症减轻,食纳增,脉缓和,继用清热化痰法善后,出院时症状全消,胸透、血常规正常。

此病症候有发热,口干,咳嗽,咳痰,胸痛,舌质红,脉数,继而大便4天未解,为风热犯肺,肺热移胃,化燥致便结,用凉膈散通腑泻热,加以清热止咳化痰之剂而奏效。因肺与大肠相表里,泻下腑实,亦有清肺热的作用。

2.急性黄疸性肝炎

多属湿热阳黄证,张仲景治黄疸方有茵陈蒿汤、大黄栀子汤、大黄硝石汤等,均用大黄,取其攻下泻热作用,笔者曾用此法治疗阳黄。药用黄柏12g、炒栀子10g、大黄10~15g(后下)、芒硝15~30g(冲服),每日一剂,浓煎150mL,清晨1次顿服。凡急性黄疸性肝炎,证见黄疸兼有腹胀,便秘或大便正常,正气末衰,脉象有力者,即可用此方。此方曾治疗黄疸型肝炎42例,临床治愈83.3%,进步16.7%,黄疸指数恢复正常平均14.5天,谷丙转氨酶恢复正常平均24.84天。此方服后当天大便次数可增到5次左右,医者

与患者不需惊慌,此乃湿热欲去之佳兆,医案如下:

患者祝某,女,44 岁。初起发热,继而出现尿黄、目黄,伴恶心、腹胀 6 天,巩膜深度黄染,苔白,脉缓,肝肿大肋下 1 cm,脾未触及,无腹水征。肝功能:总蛋白 69.6 g/L,白蛋白 23.2 g/L,球蛋白 46.4 g/L,白蛋白/球蛋白 0.5,黄疸指数 120 U,谷丙转氨酶 685 U/L,证属湿热阳黄,用清热泻下法,黄柏 10 g、炒栀子 10 g、大黄 15 g(后下)、芒硝 15 g(冲服),服药后泻稀水粪,日行 3 次左右,自觉腹胀减轻,食纳改善,黄疸消退,治疗 21 天,黄疸指数降至 13 U,谷丙转氨酶 160 U/L。再用清热利湿方善后,肝功能复常,治愈出院。

芒硝为硫酸钠,为峻下剂,芒硝与大黄配伍,泻下力强,用于阳黄,泻其温热之邪,还可有利胆作用,下法攻邪,必须是患者正气未衰而邪气实才用此法。

3.亚急性重型肝炎医案

李某,男,51 岁,主诉起病 9 天,初起发热,精神疲惫萎靡,明显恶心,纳呆,一日进食仅约三两,伴高度腹胀,尿短赤如浓茶,大便数日 1 次。全身皮肤与巩膜明显黄染,舌质红,苔白腻,脉弦数,肝肋下 1 cm,质中等硬,脾未触及,肝功能:总蛋白 53.6 g/L,白蛋白 29.9 g/L,球蛋白 23.7 g/L,黄疸指数 150 U,谷丙转氨酶 656 U/L。脑磷脂胆固醇絮状试验(＋＋＋＋),B 超检查提示肝脏显著炎性病变,鉴于黄疸上升快,黄疸深,病情重,西医诊断为亚急性重型肝炎,中医诊断为急黄,认为湿热虽盛,但正气未衰,采用清热泻下法,黄柏、栀子各 10 g,大黄(后下)、芒硝(冲服)各 15 g,连用 5 剂,每日泻 3～4 次稀粪,腹胀减轻,仍用上方加宽胸利湿之品,厚朴、枳实、藿梗各 10 g,茵陈 20 g 煎服,大便通畅,精神好转,纳食增进,黄疸渐退,肝功能复常,痊愈出院。亚急性重型肝炎,相当于急黄,因热毒内盛,用清热泻下法荡涤热毒之邪,减少肠道吸收有毒物质,有利于保护肝脏,并可防止肠道产氨进入门静脉循环,引起肝性脑病。

4.流行性出血热

此病中医认为是温疫或疫斑。病程进入到极期阶段,由于热灼阴伤,出现少尿,甚至尿闭,口渴,唇燥,便秘,腹胀满,心烦,呕恶,舌红绛,乏津,苔黄燥,脉沉细有力,单用利尿药则难奏效,遂取急下存阴的治法,常用增液承气汤以导泻,使邪有出路,对于伴有恶心、呕吐的患者,用此汤剂保留灌肠,药后 1～4 h 发生腹泻,大便通畅后多数患者有不同程度的利尿反应。由于水分随大便排出,可缓解高血容量综合征,解除或防止肺水肿,从而改善了肾的血流状况,有利于肾损害的恢复,因此患者常于导泻后,尿少、尿闭也得到解除,度过本病的极期,治疗也就有了明显转机,举例于下:

赵某某,男,40 岁。1978 年 1 月 7 日因畏寒发热、头痛、呕吐 3 天入院,体温 39.8 ℃,血压 130/100 mmHg,颜面、颈、前胸潮红,球结膜充血水肿,腋下少许出血点,尿蛋白(＋＋＋)。诊断出血热发热期。口服 200％丹参液 20 mL,一日 3 次,配合输平衡盐液,体温 4 天降至正常。1 月 10 日出现少尿倾向(尿量 110 mL),尿内有膜状物一大块。1 月 11 日尿量为 150 mL,亦有膜状物,肉眼血尿,两侧肾区叩击痛,大便干结,舌绛,苔黄少津。为温热疫毒灼伤肾阴。给予速尿 20 mg 静脉推注，配合服增液承气汤，以滋养阴液，润肠攻下。生地 15 g、玄参 9 g、麦冬 12 g、大黄 18 g、芒硝 30 g（后下）、甘草 6 g，服药后腹泻 3 次，尿量逐渐增多。最多日量 8100 mL，诸症略减，腰部疼痛，小便量多，渴欲饮水，头昏乏力，舌质红，苔白，系气阴两伤，肾失固摄，法当益气固肾。处方：熟地 15 g、山药 12 g、芡实 15 g、覆盆子 12 g、茯苓 15 g、五味子 6 g、金樱子 15 g、枸杞 12 g、党参 12 g。1 月 21 日症状消除，尿量正常，尿蛋白及镜检阴性出院。

以上列举用清热泻下法治疗大叶性肺炎风温病的风热犯肺，移热于胃的证型，急性黄疸型肝炎（湿热阳黄证）、亚急性重型肝炎（急黄），还用泻下养阴法增液承气汤加味，治疗流行性出血热（温疫或疫斑）的极期（少尿期），均取得比较满意疗效。其他如急性菌痢初起或中毒型菌痢，取通因通用法，及急、慢性肾炎尿毒症用泻下法，常用大黄，可缓解尿毒症、氮质血症，已用之广泛，这里不另赘述。

下法在感染病急重症中运用比较多，只要用之对症，用得及时，就可取得一定的疗效，值得进一步探讨。

（朱起贵）

传染性单核细胞增多症(肝炎型)一例分析

传染性单核细胞增多症(以下简称传单症)又称腺热症,是一种急性或亚急性传染病,多见于青少年,病原体为EB病毒。患者多有发热、淋巴结肿大、咽炎、皮疹、肝脾肿大,血常规中淋巴细胞及单核细胞可达总数50%以上,尤其异型淋巴出现可达10%～25%,嗜异性凝集试验滴度常在1/200以上,阳性率达80%～90%,血液中可测得抗EB病毒抗体等。

临床分型如下。

①腺型,多见,除发热外,伴肝脾肿大。②热型,以高热及全身症状为主,淋巴结肿大出现时间较晚。③咽型,以咽炎症状突出。④肺炎型,以肺炎症状为主。⑤肠炎型,有的患者因腹泻入院,后证实为传单症,故称肠炎型。⑥肝炎型,似传染性肝炎,在年幼小儿多见,一般较轻,有的患者似感冒,症状轻,但有时可出现黄疸,甚至肝昏迷。临床以脾肿大者多见。肝肿大不及脾肿大明显。肝肿大一般直径及厚度增加1～3 cm。在我们临床中曾遇到一例肝炎型传单症,肝脏明显增大,兹报道如下。

患儿朱某,男,7岁半,于1918年5月31日入院,患儿于5月28日突觉畏寒,继而发热39 ℃,汗出热退,入睡盗汗,其母发现其颈两侧及腹股沟处淋巴结肿大,食欲差,乏力,不咳,入院前两周不规则低热,曾有牙痛,皮肤不定时起风团。

体检:发育营养中等,神志清,精神差,面色较苍白,咽红,扁桃体中度肿大,耳后及颈部两侧、腋下及腹股沟可触及小指头、蚕豆及黄豆大小不等的淋巴结,颈部淋巴结成串状,不红肿,活动,压痛不显,心音Ⅰ～Ⅱ级吹风样杂音,腹部稍膨胀,肝脏锁骨中线肋下3 cm、剑突下4 cm,脾肋下2 cm,中等硬。门诊化验:中性粒细胞10%,淋巴细胞85%,单核细胞5%,异型淋巴细胞10%,红细胞3.35×10^{12}/L,CT、BT正常,网状红细胞0.5%。

入院诊断:传单症。入院初阶段,精神委靡,面色苍白,食纳减少,体重减轻,肝脏进行性肿大,锁骨中线肋下4 cm,中等硬度,脾肋下3 cm,出现皮疹,呈红色丘疹,B超检查示肝密集微小波,上界位于第6肋间,厚度8 cm,肋下4 cm,剑突下5 cm,脾肋下4 cm。化验:GPT 135 U/L,GOT 150 U/L,HBsAg(－),甲胎蛋白试验(－),嗜异性凝集试验1/640。治疗情况:口服肌苷片、维生素B$_1$。维生素C 1～2 g,加10%葡萄糖液静脉滴注。6月5日加用地塞米松5 mg静脉滴注,PG加大量至200万U/日,输血浆50 mL,两日后精神好转,浅层淋巴结缩小,脾稍缩小,肝脏仍肿大左叶平脐,腹胀如鼓,腹壁可见静脉轻度怒张,腹水征(－)。加强护肝,地塞米松用一周后停。中医辨证:低热、出汗多、盗汗、神疲、面色苍白、舌边红、苔黄厚、脉细数、肝脾肿大,为阴阳两虚,虚中夹实。治以滋阴清热,活血软坚,方以青蒿、鳖甲、牡蛎、太子参、黄芪、甘草、五味子、郁金、丹参、当归、浮小麦,一日一剂,随证加减,服二十一剂,症状逐渐减轻,住院 27 天,出院时肝肋下 2 cm、质中硬,脾触及,肝功能正常,淋巴细胞 39%、异型淋巴细胞 2%,红细胞 3.9×10^{12}/L。出院后 3 个月随防,血常规正常,肝功能正常。

按语,此例从其症状、体征分析,属传单症(肝炎型)中的重症,且肝肿大明显者较少见。关于治疗措施,目前本病尚无特效疗法,一般采用对症治疗。注意支持疗法,保证能量供给,加强护肝。输血浆增加机体抗病能力。由于身体抵抗力差,加用抗生素,以防并发感染。当发热高,有中毒症状,病情重者,适当选用肾上腺皮质激素,如地塞米松,可改善症状,但激素属于免疫抑制剂,不宜久用,只能短期应用,当严重症状改善后须停用,让患者本身产生自动免疫,促使疾病恢复。本例配合中医辨证论治,取青蒿鳖甲汤加减,方中青蒿清热,太子参、黄芪补益正气,丹参、当归活血化瘀,鳖甲、牡蛎软坚散结,五味子、甘草酸甘合化为阴,配合浮小麦止汗养阴,服药后症状逐渐减轻。此例传单症(肝炎型)经上述中西医结合治疗痊愈,疗效满意。

(冯先佩 朱起贵)

第三节　疑难杂症篇

中医治疗慢性肾炎重症治验

治疗慢性肾炎轻症不难获效,但对慢性肾炎重症系西医治疗无效而求治于中医,曾见两例重症,经中医治疗,收效满意,报道如下。

医案一:王某,男,19岁,未婚。于1963年3月30日住本院内科,因全身水肿1个月余,伴有腹水、尿少。尿镜检示,蛋白(＋＋＋),颗粒管型(＋＋),透明管型(＋),脓细胞少许,红细胞1～3个/HP。右侧扁桃体化脓。西医诊断为慢性肾炎重症,服西药治疗无效,于1963年4月29日转中医科,当时患者面色暗,气喘,全身水肿,以面颈、腹部、阴囊及下肢为甚,腹部膨隆,腹水量多,尿少,大便稀溏,每日三行,舌淡红,苔净,脉沉细,中医诊断为水肿,先后服桂苓五皮饮、猪苓汤加味,至5月中旬,病势不减,改用胃苓汤兼真武汤,亦曾用下法,如二丑、大黄均无效,经全科会诊,认为此病机系肾阳虚衰,脾失健运,肺失输布,致气化不行,水停胸腹肌肤,宜用温肾壮阳,健脾利水,开通肺气等法治疗,病情趋于稳定,但至当年5月25日患者恶寒,体温38℃,左侧大腿内侧发红,面积12 cm×20 cm,边缘清楚,痛不可近,血常规示中性粒细胞71％,西医诊断为丹毒,中医认为系体虚,外感风寒所致。处方:附子10 g、干姜10 g、麻黄20 g、大枣10枚、桃仁泥9 g、桂皮10 g、苍术12 g、白术20 g、党参12 g、当归10 g、木香10 g、带皮苓30 g、车前子30 g、牛膝10 g、大豆卷20 g。服药三剂后,皮肤发红区缩小,腹围稍减,尿量不多,脉细,舌润苔净。再处方:带皮苓15 g、泽泻10 g、山药15 g、大枣10枚、车前子15 g、党参12 g、白术15 g、仙灵脾15 g、熟地15 g、陈皮10 g、生姜10 g。服药后症状好转,又于原方中加麻黄、莲子,汗较多,尿不多,原方加六一散,腹围81 cm,尿量增,再用温补脾肾方药巩固疗效至1963年6月,腹围74 cm,水肿全消。尿镜检示蛋白少许,未见管型。于1963年8月6日出院。嘱进低盐饮食,出院后2个月随访病情良好,未复发水肿,已参加工作。

医案二:陈某,男,17岁。于1964年3月1日入院,主诉入院前20天,面部先发生水肿,再及全身,纳差,咳嗽痰少,气喘,腹部胀满,腹水征(＋＋),苔白厚,脉细,血压108/80 mmHg。尿镜检示蛋白(＋＋＋),颗粒管型(＋＋),透明管型(＋＋),黏液(＋)。血清胆固醇324 mg/L。西医诊断为慢性肾炎(肾变性型),中医诊断为水肿,病机为脾肾阳虚,水邪泛滥,初入院时用五苓散加温肾燥湿药治疗,并配合双氢克尿噻、氨茶碱等西药,效果不明显,纳少,全身水肿不减,腹围 79 cm,尿量少,于 5 月中旬,治以温肾、健脾利尿之法。处方:党参 12 g、姜半夏 10 g、陈皮 10 g、炒二芽各 10 g、薏苡仁 15 g、带皮苓 15 g、熟地 15 g、巴戟天 12 g、仙灵脾 12 g、白术 15 g、山药 15 g、生姜 10 g、大枣 10 枚、麻黄 15 g、芦根 30 g、白茅根 30 g。5 月 24 日水肿减轻,未出汗,继用上方至 6 月 30 日,后用双苓肾气汤加减:带皮苓 12 g、猪苓 12 g、麻黄 10 g、滑石 30 g、车前子 20 g、泽泻 10 g、白术 15 g、党参 12 g、熟地 15 g、白茅根 30 g、山药 15 g、大枣 10 枚、木香 10 g 数剂。以后于上方加温肾药附子 10 g、肉桂 10 g。至 6 月 26 日,食欲增加,精神好,颜面水肿全消,腹围 62 cm,尿量正常,苔薄白,脉缓,巩固一段时间,住院 132 天,于 1964 年 7 月 24 日出院,出院时尿化验正常。

几点体会:

(1) 水肿辨治《黄帝内经》指出:"其本在肾,其末在肺""诸湿肿满,皆属于脾"。肯定了肺、脾、肾在水肿中的主导地位。设立了"开鬼门,洁净府"的治法。水肿原因较多,以外感六淫之邪为诱因,其主要病机是肾、脾、肺三焦气化失调,水为至阴,其本在肾,其标在肺,其制在脾。如果肾气先衰,肾水无命门真火蒸腾,则气化功能失司,脾虚则土不制水,肺气虚则通调水道失职,故气滞水停,溢于肌肤,则为水肿,水留胸胁,则为悬饮,慢性肾炎水肿患者,重症久病,多伤正气,与阳水(风水、皮水)有所不同,多系脾肾亏虚,治法当用温肾健脾利水之法。我们用上法治疗二则慢性肾炎重症,收效良好。

(2) 治疗中不能过用渗利攻下、克伐破气以及苦寒之药,易致败胃伤阴,故对慢性肾炎重症此等虚证,宜多补少攻,注意在利尿过程中温补脾肾,从以下方药作用分析可知大概。

熟地、附子、肉桂、仙灵脾、巴戟天——温肾阳。

苍术、白术、山药、炒二芽、大豆卷——健脾养胃。

茯苓、猪苓、车前子、泽泻——淡渗利水而不伤正气。

白茅根、芦根——清热利尿。

麻黄——发汗解表,平喘。

方中麻黄用量较大,有时用到 15 g,麻黄本为发汗剂,然而用于此种患者阴盛之体,阳气虚衰,即令麻黄辛温,可以发不出汗,方中配白术,可使麻黄发汗而不过多,《金匮要略》有麻黄加术汤,治风湿寒邪在表者,取其微汗之义。可见古人已知白术既能除湿,又能使发汗不至过多。

(朱起贵)

膏淋(乳糜尿)治验二则

余曾用中医药方法治疗两例膏淋(乳糜尿)患者,报道于下。

医案一:徐某,男,35岁,已婚,干部。主诉:间发乳白色尿13年。于1962年8月28日入院,每次多因劳累发病,尿如豆浆,甚至有絮状凝块,无尿频,有时尿痛,伴有腰酸胀,口不渴,四肢乏力,曾于某医院做膀胱镜检查及分泌性造影,未发现异常,体检:髮斑白,面容瘦,苔薄黄,脉弦细,查血微丝蚴阴性,尿蛋白(+~++),脓细胞少许,红细胞5~15个/HP,尿乙醚试验(+)。西医诊断为乳糜尿,中医诊断为膏淋,是体弱劳累,正气亏虚,脾气下陷而发病,服补中益气汤加减:党参10 g、黄芪10 g、白术10 g、金樱子10 g、当归10 g、芡实12 g、升麻6 g、柴胡6 g、莲子12 g、陈皮6 g、红枣4枚。共服十剂,另以鲜向日葵梗心二两煎液口服,每日1次,服半个月尿转清,化验正常,腰痛稍减,停上方,改服左归饮,以滋阴补肾,观察3个月,尿基本正常后出院。翌年1月23日,尿又混浊,仍服补中益气汤1个月,尿白色混浊较轻,仍腰痛,口干欲饮,改服六味地黄汤加续断、首乌、杜仲、金樱子、骨碎补等1个月,尿转清,化验正常,症状已除,观察1年未复发。

医案二:张某,27岁,男,已婚,于1963年10月26日入院,患者于当年6月发现尿混浊如牛奶样,甚则带有白色蚰蜒状凝决及小血块或血丝,茎中痛,劳累后加重,休息则较轻,无尿频尿急,伴有头晕,肢软乏力,口干欲饮,腰痛,动则心慌,夜间盗汗,舌无苔,脉弦细。尿蛋白(+),脓细胞少许,红细胞(+++),尿乙醚试验(+),查血微丝蚴阴性,膀胱镜检查未见异常。西医诊断为乳糜尿,中医诊断为膏淋,为脾气下陷,不能升清降浊酿成,先服补中益气汤加异赤散,黄芪12 g、党参12 g、白术10 g、升麻6 g、柴胡6 g、陈皮6 g、生地12 g、木通10 g、甘草梢6 g、车前草15 g,服九剂后,上午排尿不混浊,下午呈混浊,腰不痛,苔净,脉如前,继服原方加芡实、金樱子,并用鲜向日葵梗心二两煎液口服,每日1次,共服22次,至11月19日尿化验正常,唯尿乙醚试验有一次弱阳性,改服六味地黄汤加金樱子、芡实、菟丝子以巩固疗效。至12月4日尿乙醚试验阴性,治愈出院。

按语,《千金要方》记载"……膏淋之为病,尿似膏自出……"以上两则医案尿白混如膏脂,为膏淋无疑,病机为脾肾亏虚,治法重在健脾补肾,清阳出上窍,浊阴出下窍,脾以升为健,脾气下陷而致病。治宜陷者举之,滑者塞之,故处方用补中益气汤加收涩之品,如金樱子、芡实等,若尿中带血丝,加导赤散,以清火利尿,配向日葵梗心,有分清降浊之功效。又此病常因劳累发病,日久不愈,必伤肾气,下元不固,乃有小便如膏,腰痛,头昏乏力,口干欲饮,故用补肾滋阴法,处方以六味地黄丸加巴戟天、杜仲等,以固其本,起到巩固疗效的作用。

关于饮食方面,西医对乳糜尿患者,限制摄取脂肪,认为乳糜尿中带脂肪,如食之,对本病不利,此医案在治疗当中,饮食照常,不宜多吃含脂肪较多的荤食,笔者认为食纳佳,摄取营养食物,使脾胃运化精微物质,以养五脏六腑、四肢百骸,是脾肾亏虚的乳糜尿患者所必需的。

(朱起贵)

小儿弥散性血管内凝血的临床探讨

弥散性血管内凝血(以下简称 DIC),是各种疾病发病机理中的一个重要中间环节,在原有疾病基础上如并发 DIC,标志着疾病恶化,是引起死亡的重要原因之一,现将我科近几年来收治的患者中并发 DIC 者 18 例(传染病未列入),摘要分析如下。

一、临床资料

18 例中早产儿及新生儿占 15 例,其中出生 24 h 内 4 例,1~18 天 11 例。1 岁 1 例,8~9 岁 2 例。

原发病:早产儿生活力不足 1 例,早产儿生活力不足伴败血症 1 例。新生儿败血症 1 例,早产儿生活力不足伴窒息症 1 例,早产儿生活力不足伴硬肿症(Ⅰ~Ⅱ)2 例,新生儿硬肿症 4 例,新生儿窒息伴硬肿症 2 例,早产儿肺炎 2 例,重症腺病毒肺炎 1 例,脱水热 1 例,过敏性紫癜 1 例,急性肾炎伴特发性血小板减少性紫癜 1 例,共 18 例。

体温分布如表 2-3-1 所示。

表 2-3-1　体温分布表

体温	31 ℃	34~35 ℃	37 ℃	38~40 ℃	42 ℃	合计
例数	1	11	1	4	1	18

注:体温不升者多数是早产儿或新生儿。

拒乳 11 例,发绀 8 例,皮肤发红 6 例,各部位出血 11 例。其他症状:有的呕吐,口吐泡沫,精神萎靡,嗜睡,昏迷,甚至呼吸浅表不均或急促,个别患儿过高热,出现双吸气及呼吸暂停。

化验检查:18 例中血小板计数 $<100 \times 10^9/L$ 者 12 例,$>100 \times 10^9/L$ 者 6 例,查凝血酶原时间 8 例,有 7 例延长,1 例正常,查纤维蛋白原 2 例属正常范围,查 3P 试验(鱼精蛋白副凝固试验)5 例中阳性 3 例,可疑 1 例,阴性 1 例。

本组病例根据临床症状,结合化验检查,诊断为 DIC。

治疗方法:除治疗原发病外,18 例均用了肝素治疗,肝素用量一般为 1~1.5 mg/kg 静脉推注,以后每 4 h 静脉推注 1 mg/kg,或静脉滴注,视病情继续应用或减量、延长间隔时间,逐渐停用,配合低分子右旋糖酐静脉滴注。多数病例用 100% 丹参注射液 10 mL(按年龄调整剂量)加入 5% 葡萄糖液 100 mL 中静脉滴注,每天 1 次。

疗效:本组病例,18 例中,治愈 11 例,死亡 7 例(此 7 例均系新生儿,其中有 4 例入院后经救治未超过 17 h,故可不列入救治成活率)。按治疗 14 例计算,治愈 11 例,治愈率为 78.6%。

二、讨论

(一)病因分析

(1)本组 18 例中早产儿及新生儿 15 例,出现硬肿症 8 例,硬肿症是局部或全身微循环障碍,以致皮下脂肪凝固,形成硬块。因新生儿皮下脂肪所含未饱和脂肪酸甚少,溶点较高而易凝固。低温可使血流缓慢。微血管收缩,使组织供氧不足而致酸中毒、休克,形成硬肿症后,血流更为瘀滞,也可使血管壁受损,促使凝血,引起 DIC。

(2)早产儿生活力不足,本组病例中有 5 例,由于早产儿的毛细血管脆弱,易于破裂,且循环停滞明显,各种凝血因子(Ⅱ、Ⅲ、Ⅳ、Ⅴ 等)也都较低,血流呈高凝状态,同时由于全身脏器发育不成熟,血浆丙种球蛋白低下,因此对各种感染的抵抗力极弱,即使细菌、病毒等轻微感染都可引起败血症、休克、酸中毒,促发 DIC。

(3)新生儿窒息在本组病例中出现 3 例,由于各种原因,引起新生儿窒息,必然导致缺氧、酸中毒,无氧分解代谢产物乳酸潴留,pH 值下降,使血管内皮受损,血小板聚集,并释放血小板因子,血液凝固增加,导致 DIC。

(4)感染:本组有明显感染者 5 例(2 例败血症、2 例肺炎、1 例重症腺病毒肺炎),败血症尤其是革兰氏阴性菌感染,内毒素大量进入血循环,直接损伤血管内皮,此外内毒素及激活因子,使血小板聚集,败血症休克及内毒素休克引起组织缺氧、酸中毒等,也能损伤血管内皮,从而导致 DIC。另外病毒感染,主要是病毒进入血循环,损伤血管内皮,除此之外,有的病毒还有凝集血小板的作用,促发 DIC。

(5)脱水热:本组有 1 例脱水热(过高热),由于血液浓缩,血流瘀滞,使血管内皮细胞受损,从而激活凝血系统,导致 DIC。

(6)特发性血小板减少性紫癜:本组有 1 例,可能由于免疫反应抗原抗体复合物作用于血小板,释放 ATP 等物质,促发 DIC。

在发病诱因方面,寒冷季节与发病有关,儿童特别是新生儿由于寒冷易感染,抵抗力差,体温不升,易患硬肿症,并发 DIC。

(二)诊断问题

对小儿 DIC 早诊早治非常重要,尤其新生儿患严重感染,低温诱发硬肿症、窒息缺氧等。当出现低血压(休克)、出血、急性呼吸困难、发绀、精神萎靡、惊厥、昏迷等症时,均应推测可能发生 DIC,结合实验室检查,便能作出诊断。

小儿各种因子的生理性减低,纤溶作用也有生理性增强,纤维蛋白裂解产物亦增加,故不能沿用成人数据,化验血小板可减至 $(50\sim60)\times10^9/L$ 以下,凝血酶原时间可延长到 60 s 以上(正常 20 s 以下),凝血活酶生成试验显著延长,纤维蛋白原减低,但在一般医疗单位化验条件下，或危重患儿静脉取血困难时，采用以下简易化验为宜。

（1）周围血常规观察变形、碎裂红细胞，血小板凝集或减至 $100×10^9/L$ 以下，或动态观察进行性减少。

（2）凝血块，取血针头易凝，抗凝管内血亦凝固，为血液高凝状态，均提示 DIC。

（3）全血块溶解时间提前，取血后血凝块于 24 h 内或 1～2 h 即溶解（正常 24 h 后）。有条件可做纤维蛋白原定量、凝血酶原时间及 3P 试验。用肝素治疗有效者，可确诊。

（三）DIC 的治疗

由于 DIC 的病因及诱因是多方面的，目前尚无切实可行的预防措施，须早诊早治，以中止其发展，防止内脏遭受严重的损害，才能提高抢救成活率。

1. 积极治疗原发病及其并发症

治疗原发病对中止 DIC 十分重要，细菌感染时，应及时使用有效抗生素治疗，并处理并发症，抗休克，改善微循环，新生儿低温时复温，纠正酸中毒及维持水、电解质平衡等。

2. 抗凝疗法

肝素的应用，在 DIC 早期使用肝素很重要，因为血液的高凝状态是 DIC 的基本病理过程，故须首先解除高凝状态，给予抗凝药，肝素是有效的，我们的用法为儿童首次用1.5 mg/kg 静脉推注，以后每 4～6 h 推注 1 mg/kg，再视病情减量或延长间隔时间，用肝素加入 10% 葡萄糖液或生理盐水中静脉推注或点滴（肾功能健全时肝素在体内 4～6 h 排完），滴完后 6 h 测凝血时间，玻片法凝血时间为 8～12 min 为肝素适量。儿童使用肝素文献报道不多。本组病例都用了肝素，最少 7 h 用 2 次，最多 20 天内用 40 次，未见用肝素引起大出血者。我们体会早期大胆使用肝素治疗 DIC 很重要，在肝肾功能正常的情况下，掌握肝素的半衰期，以凝血时间作为肝素监护指标是比较安全的。本组病例均采用三滴血玻片法查凝血时间，此法简便，不必抽血，适用于婴幼儿，做法是用玻片取患者三滴血，从第三滴血算起用针尖挑起看凝血时间，正常值为 4 min，用肝素 2 h 查凝血时间，如不超过 12 min 为肝素适量，肝素滴完后 6 h，凝血时间恢复到 5 min 可再用，如未恢复到 5 min，须过 2 h 再查，如还不恢复不再用。

3. 中医药治法

由于小儿禀赋不足，正气虚弱，易受外邪侵犯，引起气滞血瘀，出现虚脱、发绀、皮肤瘀点瘀斑、出血、肌肤甲错、硬肿症等，做检查时，取血针头易凝，抗凝管内血易凝固，血小板凝集或减少。这些证候属中医血瘀证，治疗须用活血化瘀法。故取丹参活血化瘀，疏通瘀滞之血流，改善微循环，对改善 DIC 可能起到一定的作用。

其他如抗血小板聚集药的应用，及 DIC 后阶段可能出现继发性纤溶，须适当加用抗纤溶药，如 6-氨基己酸或抗血纤溶芳酸。

三、结语

由于 DIC 是在原有疾病的基础上发生的严重并发症,表明病情恶化,必须早诊早治。一方面及时治疗原发病,另一方面还应及时采取综合措施,用肝素解除血液高凝状态,用活血化瘀、改善微循环等方法,对症治疗,积极抢救,提高疗效,从本组病例治愈率达 78.8% 来看疗效是比较满意的。

（冯先佩　朱起贵）

以"泌尿道排石汤"为主,辅以西药、针刺等法治疗6例输尿管结石

近几年来,用中医药治疗泌尿道结石病,陆续有不少病例报道。大都认为此病属中医所说的石淋证,治法不外清热利尿、通淋止痛、行气补虚等,常用海金砂散、八正散、通滑散等方。从报道的资料中可知:以金钱草、海金砂、滑石等药用的次数较多。

我们参考了他人的治疗经验,结合辨证情况,用泌尿道排石汤(分为一号及二号),治疗输尿管结石。从已出院的病例来看,效果较佳,其中5例治愈,免于手术,1例进步。

所有病例,均经X线证实有输尿管结石存在。疗效标准分为:①治愈:a.发作性症状(如腹痛、血尿等)消失;b.结石自尿道排出,X线摄片证实不见结石阴影。②进步:a.症状缓解;b.X线摄片证实结石下移。

6例患者的诊断治疗经过及疗效情况见表2-3-2。

表 2-3-2　6例患者的诊断治疗经过及疗效情况

姓	结石部位	大小	治疗主方	服药剂数	住院天数	疗效情况
姜	左侧中段输尿管结石	1.1 cm×0.6 cm	泌尿道排石汤一号	122	120	结石排出,治愈
黄	右侧肾盂输尿管交接部有一结石	黄豆大	泌尿道排石汤一号	12	45	结石排出,治愈
覃	左侧输尿管下段结石	绿豆大	泌尿道排石汤一号	10	22	X线摄片复查,已不见结石阴影,治愈
刘	右侧输尿管中下段各1个结石	绿豆大	泌尿道排石汤一号	12	14	X线摄片复查,已不见结石阴影,治愈
罗	右侧输尿管下段结石	0.8 cm×0.6 cm	泌尿道排石汤二号	10	90	结石排出,治愈
唐	左侧输尿管结石	肾区:绿豆大2个;输尿管结石如黄豆或绿豆大,各1个	泌尿道排石汤二号	18	28	进步:出院后X线摄片复查,肾区只见1个绿豆大结石影,输尿管下段可见3个黄豆或绿豆大结石影,其中1个为原来结石下移

病例介绍如下。

医案1：姜某，男，44岁，搬运工人。1963年9月11日突发左腹疼痛，住我院外科治疗1周，疼痛缓解而出院；1964年3月9日，又发左侧腰腹疼痛，其痛向外阴放射，伴有呕吐、不思食、血尿；于1964年3月13日再次入我院外科治疗。检查：左侧中腹部及左腰部有压痛。尿PSP试验：2 h共排出39％。X线摄片所见：左腰横突处有一黄豆大密度较高的阴影。诊断为左侧输尿管结石。因患者不愿手术，于3月18日转中医科治疗。

中医辨证：患者有发作性腰腹疼痛，舌边暗红，苔白，脉细，尿赤，此为肾虚膀胱气化受阻，致湿热蕴遏，气滞瘀阻。治以清热利尿，破瘀行气。用泌尿道排石汤一号方（金钱草60 g，渐增至150 g，海金砂24 g，滑石粉24 g，甘草梢6 g，木通9 g，车前子18 g，扁蓄9 g，炮山甲12 g，川牛膝9 g，川楝子9 g加减，有时加当归、赤芍、瞿麦），并请患者多饮水，做跳跃运动。治疗过程中，虑其久服渗利药，伤阴耗气，引致四肢乏力，加服四君子汤或人参以扶正补气，先后经X线摄片6次，证明此结石逐渐下移。1964年7月中旬，自觉少腹痛，尿时茎中痛，食欲差，临时服颠茄合剂。翌日，结石自尿中排出，大小为1.1 cm×0.6 cm，表面不平。

复查：腹部X线平片，结石影已不见。尿PSP试验：2 h共排55％，说明肾功能恢复。结石经病理检查为草酸盐。

我们将上方中药煎汤，测得药汤为酸性；将排出的结石放入此汤剂内浸泡24 h，未见结石溶解或缩小情况。

医案2：罗某，男，32岁，已婚。1963年9月26日入院。1963年4月，开始发生左侧腰痛，血尿，注射阿托品而症状缓解，同年9月症状再发。入院检查：右侧肋脊角下有压痛及叩击痛，经X线摄片、膀胱充气摄影、肾盂分泌性造影，证实为右侧输尿管下段结石（0.8 cm×0.6 cm），伴有右侧肾盂输尿管轻度积水。

中医辨证：腰痛发作，少腹急痛难忍，苔黄，脉沉弦，曾有血尿；证属石淋，认为系肾虚而膀胱生热，用利尿补肾药，继服金钱草、海金砂（量中等）配以行气开窍之品，服50剂无效，X线摄片证明结石仍存在，再审其证，结石在输尿管下段，少腹急痛难忍，肝脉络阴器，病在厥阴。1963年12月12日起，加用针刺治疗，取穴：水道（泻）、肾俞（补）。隔日1次，共针刺7次。于12月16日，中药改服泌尿道排石汤二号（两头尖6 g（洗净酒炒），川牛膝6 g，炮山甲9 g，当归尾9 g，赤芍12 g，瞿麦9 g，川楝子9 g）。服3剂后，睡眠欠佳，加茯神9 g，共服10剂。服完后次日，腰及小腹疼痛，茎中痛，尿中断难以解出，伴有恶心呕吐；当时请患者多饮水，并做跳绳运动，当跳跃数十次后，尿痛难忍，小便少，即注射阿托品，服巅茄合剂止痛。12月31日下午，尿中排出结石，呈椭圆形，表面平整，质硬，大小与X线摄片所见同，结石经病理检查为尿酸盐。再经X线摄片，原右侧输尿管结石已不见，诸症悉除。于1964年1月6日出院。

体会：从两个典型病例来看，医案 1 的病机，系肾虚膀胱气化受阻，致湿热蕴遏，采用清利湿热、通淋止痛之法，药用金钱草、海金砂、滑石等，均有清热利尿止痛作用；医案 2 的病机在肝肾，故改用泌尿道排石汤二号，除用清热利尿、行气止痛药之外，配以两头尖，引药入厥阴肝经。说明同属石淋，辨证施治却有不同。

（朱起贵）